Pflegekompakt

Der Autor:

Richard Strack ist Krankenpfleger und Fachwirt für Alten- und Krankenpflege.
Er ist als Pflegegutachter beim MDK in Offenburg tätig.

Richard Strack

Grundwortschatz für Pflegeberufe

8., aktualisierte Auflage

Verlag W. Kohlhammer

Dieses Werk einschließlich aller seiner Teile ist urheberrechtlich geschützt. Jede Verwendung außerhalb der engen Grenzen des Urheberrechts ist ohne Zustimmung des Verlages unzulässig und strafbar. Das gilt insbesondere für Vervielfältigungen, Übersetzungen, Mikroverfilmungen und für die Einspeicherung und Verarbeitung in elektronischen Systemen.

Die Wiedergabe von Warenbezeichnungen, Handelsnamen oder sonstigen Kennzeichen in diesem Buch berechtigt nicht zu der Annahme, dass diese von jedermann frei benutzt werden dürfen. Vielmehr kann es sich auch dann um eingetragene Warenzeichen oder sonstige gesetzlich geschützte Kennzeichen handeln, wenn sie nicht eigens als solche gekennzeichnet sind.

8., aktualisierte Auflage 2010

Alle Rechte vorbehalten
© 1998/2010 W. Kohlhammer GmbH Stuttgart
Gesamtherstellung:
W. Kohlhammer Druckerei GmbH + Co. KG, Stuttgart
Printed in Germany

ISBN 978-3-17-021322-7

Vorwort zur 8. Auflage

Das Nachschlagen in einem ausführlich formulierten medizinischen Lexikon ist oft sehr zeitaufwändig und mühsam. Auf Grund dieser Tatsache entstand die Idee, einen Grundwortschatz für Pflegeberufe zu entwickeln. Systematisches Arbeiten mit diesem Buch macht zeitraubendes Recherchieren überflüssig, erhöht dadurch die Effizienz und bildet somit den ersten Schritt zum Lernerfolg.

Dieses Arbeitsbuch mit Fachausdrücken richtet sich primär an Auszubildende in der Pflege. Es soll dazu beitragen, dass sich der Schüler bzw. die Schülerin leichter und schneller in der Welt der medizinisch-pflegerischen Fachsprache zurechtfindet. Aber auch examinierte Pflegepersonen finden hier eine gezielte Zusammenstellung von häufig verwendeten Begriffen im Rahmen ihrer Pflegepraxis.

Teil 1 enthält die alphabetisch geordneten Fachbegriffe, Teil 2 die alphabetisch aufgelisteten wichtigsten Abkürzungen. Zusätzlich findet der Anwender in beiden Teilen reichlich Platz für eigene Eintragungen von haus- oder abteilungsinternem Vokabular. So kann der individuelle Wortschatz erweitert und gefestigt werden. Teil 3 beinhaltet geläufige Zeichen und Symbole, die wichtigsten Labor-Normwerte und Wortpaare mit gegensätzlicher Bedeutung. Eine separate Liste mit Vorsilben und Nachsilben rundet die Darstellung ab.

Mit gut 55 000 verkauften Exemplaren hat sich dieses Buch bestens bewährt und erscheint jetzt in der aktualisierten 8. Auflage.

Achern, im Oktober 2009
Richard Strack

Hinweise zur Benutzung

1. Alphabetische Ordnung

Die aufgelisteten Wörterbucheinträge sind alphabetisch geordnet.
Die Umlaute ä, ö und ü werden so behandelt, wie es der Schreibweise ae, oe und ue entspricht.
Die Stichwörter stehen – mit Ausnahme pluralisch gebrauchter Begriffe – generell im Singular.

2. Schreibung

Die Stichwörter sind mit Ausnahme der eigenständigen Adjektive groß geschrieben. Da die überwiegende Mehrzahl der Begriffe lateinischer oder griechischer Herkunft ist, wird in Abhängigkeit von der Geläufigkeit bei **zusammengesetzten Wörtern** einheitlich entweder die deutsche oder die lateinische, bei **einfachen Wörtern** die deutsche bzw. die eingedeutschte Schreibweise verwendet. Allgemeine Grundlage bilden die neuen amtlichen Rechtschreibregeln.

3. Etymologische Angaben

Auf Angaben zur Herkunft eines Wortes wurde i. d. R. aus Gründen der Übersichtlichkeit verzichtet. Lediglich bei eingetragenen Vor- und Nachsilben (s. u.) sowie bei Begriffen englischer und französischer Herkunft sind aufgrund ihrer Eigenschaft als bedeutungstragende Wortteile bzw. aus Gründen der korrekten Aussprache Hinweise zur Herkunft vermerkt.

4. Verweise zwischen einzelnen Einträgen/ Abkürzungen im lexikalischen Teil

In die Einträge integrierte Zusatzinformationen und Verweise sollen zum Verständnis von Bezügen und Zusammenhängen zwischen verschiedenen Begriffen bzw. Sachverhalten beitragen. Zur Kennzeichnung dieser Bezüge werden die folgenden **Abkürzungen** verwendet:

Abk.: abgekürzt verwendete Wörter und Begriffe
engl.: englisch/aus dem Englischen
franz.: französisch/aus dem Französischen
gr.: griechisch/aus dem Griechischen
lat.: lateinisch/aus dem Lateinischen
pl.: Plural (Mehrzahl)
poly.: polyseme Begriffe (ein Wort mit mehreren, **verschiedenen Bedeutungen**) werden mit arabischen Ziffern durchnummeriert
präf.: Präfix (dem Wortstamm **vorangehender Wortteil** mit einer bestimmten Bedeutung)
sg.: Singular (Einzahl)
suff.: Suffix (dem Wortstamm **angefügter Wortteil** mit einer bestimmten Bedeutung)
syn.: synonyme Begriffe **(sinnverwandte Wörter)** werden durch Semikolon voneinander abgetrennt. Die jeweilige Übersetzung erfolgt i. d. R. bei dem „geläufigsten Begriff"; die weniger geläufigen Begriffe verweisen (mit dem Verweis **s. u.**) auf den definierten/übersetzten zentralen Begriff.
☞ siehe unter (**Verweis** auf Synonyme bzw. den Haupteintrag, der die Definition/Übersetzung enthält).
✎ Platz für eigene Eintragungen.

Inhaltsverzeichnis

Vorwort 5

Hinweise zur Benutzung 6

Teil 1: Fachbegriffe 9

Teil 2: Abkürzungen 108

Teil 3: Zeichen und Symbole 129
       Labor-Normwerte 130
       Gegensätzliche Wortpaare 133
       Vorsilben 134
       Nachsilben 138

Literaturverzeichnis 140

Teil 1:
Fachbegriffe

A

a-/an- *(präf./lat.)*	*Wortteil mit der Bedeutung* ohne; nicht
Abdomen	Bauch
abdominal-/abdominell	zum Bauch gehörig
Abdominalgravidität	Bauchhöhlenschwangerschaft
Abduktion	Wegspreizen einer Extremität nach außen
Ablatio *(poly.)*	1. Amputation 2. Ablösung
Ablatio mammae	Brustamputation
Ablatio retinae	Netzhautablösung
Abort	Fehlgeburt
Abrasio	Ausschabung der Gebärmutter
Absence *(franz.)*	kurze Bewusstseinstrübung
Absorption *(poly.)*	1. Aufsaugen eines Stoffes in einen Körper 2. Schwächung von Strahlen beim Durchtritt durch den Körper
Abstrich	Materialentnahme zur bakteriologischen oder zytologischen Untersuchung
Abszess	Eiteransammlung in einem nicht vorbestehenden Hohlraum
Abusus	Missbrauch (Alkohol, Drogen, Medikamente, Tabak)

Acetabulum	Hüftgelenkspfanne
acholischer Stuhl	heller, tonfarbener Stuhl
Adaptation	Anpassung
adäquat	passend; entsprechend
Adduktion	Heranführen einer Extremität zur Körpermitte
Adduktoren	Muskeln, die eine Extremität zur Körpermittellinie ziehen
Adenohypophyse	Vorderlappen der Hirnanhangdrüse
Adenom	vom Drüsengewebe ausgehende gutartige Geschwulst
Adenotomie	operative Entfernung der Rachenmandel
Aderlass	Entnahme größerer Mengen Blut zu Heilzwecken
adipös	fettleibig
Adipositas	Fettleibigkeit
Adnexe *(pl.)*	Anhangsgebilde (Eileiter und Eierstöcke)
Adnexitis	Entzündung der Eileiter und Eierstöcke
Adoleszenz	Jugendalter
Adventitia	äußere Schicht der Blutgefäßwand
Adynamie	Schwäche; Antriebslosigkeit
aerob	Sauerstoff brauchend
Aerobier	Bakterien, die nur in Gegenwart von Sauerstoff leben können

Aerosol	in Luft fein verteiltes festes oder flüssiges Arzneimittel
Ätiologie	Lehre von den Krankheitsursachen
ätiologisch	die Krankheitsursachen betreffend
Affekt	starke, kurz andauernde Gemütsbewegung
afferent/afferens	hinführend
Afterload *(engl.)*	Nachlast
Agglutination	Verklumpung
Aggregation	Zusammenballung
Agitiertheit	körperliche Unruhe
Agranulozytose	Erkrankung mit starker Verminderung der Granulozyten
Akkommodation *(poly.)*	1. Anpassung 2. Scharfeinstellung des Auges
Akren *(pl.)*	die äußersten Teile des Körpers
Akromegalie	Vergrößerung der äußersten Körperteile
akut	plötzlich auftretend; schnell und heftig verlaufend
Albinismus	angeborener Pigmentmangel
Albino	Lebewesen mit angeborenem Pigmentmangel
Albumin	Eiweißart
-algie *(suff./gr.)*	*Wortteil mit der Bedeutung* Schmerz
Algurie	schmerzhaftes Wasserlassen
alkalisch (*syn.* basisch)	laugenhaft

Alkalose	Erhöhung des pH-Werts in Blut und Geweben
Alkoholdelir (*syn.* Delirium tremens)	schwerste Form der Alkoholentzugskrankheit
Allergen	Stoff, der eine Allergie hervorrufen kann
Allergie	Krankheit mit starker Überempfindlichkeit auf einen bestimmten Stoff
allergisch	krankhaft überempfindlich auf einen bestimmten Stoff
Alopezie	Haarausfall
Altinsulin	Insulin ohne verzögernde Zusätze
Alveolen (*pl.*)	Lungenbläschen
Amaurose	totale Erblindung
Amenorrhoe	Ausbleiben der Regelblutung
-ämie (*suff./gr.*)	*Wortteil mit der Bedeutung* Blut
Amnesie	Erinnerungslücke
Amnioskopie	Fruchtwasserspiegelung
Amniozentese	Fruchtwasserpunktion
Amputation	operatives Entfernen eines Körperteils
Anabolismus	Aufbaustoffwechsel
anaerob	ohne Sauerstoff
Anaerobier	Bakterienarten, die nur oder auch ohne Sauerstoff leben können
anal	den After betreffend
Analfissur	Hauteinriss im Bereich des Afters

Analgesie	Schmerzbekämpfung
analgetisch	schmerzstillend
Analgetika *(pl.)*	Schmerzmittel
analog	ähnlich; entsprechend
Anämie	Blutarmut; Erythrozytenmangel
anämisch	blutarm
Anästhesie	Narkose
Analyse	Zergliederung
Anamnese	Vorgeschichte des Kranken
anamnestisch	zur Vorgeschichte des Kranken gehörend
anaphylaktischer Schock	allergischer Schock
Anastomose	angeborene oder erworbene Verbindung zwischen Hohlorganen
Anatomie	Lehre vom Bau des Körpers
Androgene *(pl.)*	männliche Sexualhormone
Aneosinophilie	Fehlen der Eosinophilen im Blut
Aneurysma	umschriebene Erweiterung einer Schlagader
Angina (*syn.* Tonsillitis)	Mandelentzündung
Angina pectoris	Herzschmerzen infolge einer Durchblutungsstörung der Herzkranzgefäße
Angiographie	Röntgen-Kontrastmittel-Darstellung von Blutgefäßen
Angulus	Winkel

Anhidrosis	fehlende Schweißsekretion
Anion	negativ geladenes Ion
Ankylose	vollständige Gelenkversteifung
Anopheles	Stechmückenart, Überträger der Malaria
Anorexia nervosa	Magersucht
Anorexie	Appetitlosigkeit
Anosmie	Fehlen des Geruchsvermögens
Antagonist	Gegenspieler; gegensätzlich wirkendes Organ oder Medikament
antagonistisch	dagegen wirkend
Antazida *(pl.)*	Mittel zur Neutralisation der Magensäure
ante- *(präf./lat.)*	*Wortteil mit der Bedeutung* vor
anterior	vorderer
anterograde Amnesie	Gedächtnislücke nach dem verursachenden Ereignis
Anthelminthika *(pl.)*	Wurmmittel
Anthropologie	Lehre vom Menschen
anti- *(präf./gr.)*	*Wortteil mit der Bedeutung* gegen
Antiarrhythmika *(pl.)*	Arzneimittel zur Behandlung von Herzrhythmusstörungen
Antibiotika *(pl.)*	Arzneimittel zur Bekämpfung von Bakterien
Anticholinergika *(pl.)*	Stoffe mit atropinartiger Wirkung
Antidiabetika *(pl.)*	Arzneimittel zur Behandlung des Diabetes mellitus

Antidot	Gegenmittel
Antiemetika *(pl.)*	Mittel gegen Übelkeit und Brechreiz
Antiepileptika *(pl.)* (*syn.* Antikonvulsiva)	krampfhemmende Arzneimittel; Arzneimittel gegen Epilepsie
Antigen	Stoff, der die Bildung von Antikörpern bewirkt
Antihypertonika *(pl.)*	Arzneimittel zur Blutdrucksenkung
Antikoagulantien *(pl.)*	Gerinnungshemmer
Antikoagulation	Gerinnungshemmung
antikonvulsiv	krampfhemmend
Antikonvulsiva *(pl.)*	☞ Antiepileptika; Mittel zur Behandlung der verschiedenen Epilepsieformen
Antikonzeption (*syn.* Kontrazeption)	Empfängnisverhütung
Antikörper	Abwehrstoffe im Blut gegen artfremde Eiweiße
Antimykotika *(pl.)*	Arzneimittel zur Behandlung von Pilzinfektionen
antiphlogistisch	entzündungshemmend
Antipyretika *(pl.)*	fiebersenkende Medikamente
antipyretisch	fiebersenkend
Antisepsis	Vernichtung der Wundinfektionserreger
antiseptisch	keimabtötend
Antitussiva *(pl.)*	hustenstillende Mittel
Anulus fibrosus	Faserring der Bandscheibe
Anurie	Harnproduktion unter 100 ml/24 h

Anus	After
Anus praeternaturalis; (*Abk.* Anus präter)	künstlicher Darmausgang
anxiolytisch	angstlösend
Aorta	Hauptschlagader
Aorteninsuffizienz	Schlussunfähigkeit der Aortenklappe
Aortenstenose	Verengung der Aortenklappe
Apathie	Teilnahmslosigkeit
apathogen	nicht krankmachend
Apgar-Schema	Schema zur Vitalitätsbeurteilung des Neugeborenen
Aphasie	Sprachverlust durch Störung des Sprachzentrums
Aphten *(pl.)*	kleine Defekte der Mundschleimhaut
Apnoe	Atemstillstand
Apoplexie (*syn.* Apoplex; Apoplektischer Insult; Insult; Stroke)	Schlaganfall
Appendektomie	operative Entfernung des Wurmfortsatzes
Appendix vermiformis (*Abk.* Appendix)	Wurmfortsatz des Blinddarms
Appendizitis	Wurmfortsatzentzündung
Applikation	Verabreichung; Anwendung
applizieren	verabreichen; anwenden
Aqua	Wasser

Arrhythmie	unregelmäßiger Herzschlag
Arteria (A.)	Arterie; Schlagader; ein vom Herzen wegführendes Blutgefäß
A. axillaris	Achselschlagader
A. brachialis	Armschlagader
A. carotis	Halsschlagader
A. carotis communis	gemeinsame Kopfschlagader
A. carotis externa	äußere Kopfschlagader
A. carotis interna	innere Kopfschlagader
A. carotis interna sinistra	linke innere Kopfschlagader
A. coronaria	Herzkranzschlagader
A. coronaria dextra	rechte Herzkranzschlagader
A. coronaria sinistra	linke Herzkranzschlagader
A. dorsalis pedis	Fußrückenschlagader
A. femoralis	Oberschenkelschlagader
A. iliaca communis	gemeinsame Hüftschlagader
A. poplitea	Kniekehlenschlagader
A. pulmonalis	Lungenschlagader
A. radialis	Speichenschlagader
A. renalis	Nierenschlagader
A. subclavia	Unterschlüsselbeinschlagader
A. temporalis	Schläfenschlagader
A. ulnaris	Ellenschlagader
Arteriosklerose	Arterienverkalkung
Arthr- *(präf./gr.)*	*Wortteil mit der Bedeutung* Gelenk

Arthritis	Gelenkentzündung
Arthrodese	künstliche Gelenkversteifung
Arthrose	degenerative Gelenkerkrankung
Arthroskopie	Gelenkspiegelung
Arthrotomie	operative Eröffnung eines Gelenks
Articulatio	Gelenk
Ascorbinsäure	Vitamin C
Asepsis	Keimfreiheit; Sterilität
aseptisch	keimfrei
Aspiration *(poly.)*	1. Ansaugen 2. Fremdstoffeinatmung
Asphyxie	drohender Erstickungszustand
Assoziation	Vorstellungsverknüpfung
Asthenie	schwerer Erschöpfungszustand
asymptomatisch	ohne Krankheitszeichen
Aszites	Bauchödem; Flüssigkeitsansammlung in der freien Bauchhöhle
Atelektasen	nicht mit Luft gefüllte Lungenabschnitte
Atemdepression	Atemschwäche durch verminderten Atemantrieb
Atlas	erster Halswirbel
Atonie	Erschlaffung
Atrium	Vorhof (des Herzens)
Atropa belladonna	Tollkirsche
Atrophie	Schwund
atrophisch	zurückbildend; schwindend

Attacke	Anfall
Audiometrie	Gehörprüfung
Aura	Wahrnehmung vor einem epileptischen Anfall
Auris	Ohr
Auskultation	Abhorchen von Organen
auskultatorisch	abhorchend
auskultierbar	abhorchbar
auto- *(präf./gr.)*	*Wortteil mit der Bedeutung* selbst
Autogenes Training	Selbstentspannungsmethode
Autoklav	Dampfdrucksterilisator
Avitaminose	Vitaminmangelkrankheit
Axilla	Achselhöhle
Axis	zweiter Halswirbel
Azidose	Übersäuerung von Blut und Geweben

B

Bakteriämie	Vorhandensein von Bakterien im Blut
Bakterien *(pl.)*	kleinste einzellige Mikroorganismen

Bakteriostase	Keimhemmung; Verhinderung des Keimwachstums und der Keimvermehrung ohne Abtötung
bakteriostatisch	bakterienhemmend
bakterizid	bakterientötend
Ballaststoffe	unverdauliche Nahrungsbestandteile
Balneum	Bad
basal	das Unterste betreffend
Basale Stimulation	Methode zur Förderung der Wahrnehmungsfähigkeit bei schwer Wahrnehmungsgestörten
Basaltemperatur	morgendliche Körpertemperatur der Frau (gemessen vor dem Aufstehen)
Basis	Grundlage
basisch	☞ alkalisch
BCG-Impfung	Tuberkulose-Impfung
Befund	Untersuchungsergebnis
benigne	gutartig
Beriberi	Vitamin-B_1-Mangelkrankheit
bi-	*Wortteil mit der Bedeutung* zweifach
Bifurkation	Gabelung (z. B. der Luftröhre)
Bigeminus	Doppelschlägigkeit (sog. Zwillingspuls); jeder Systole folgt eine Extrasystole
bilateral	beidseitig
Bilirubin	gelb-brauner Gallenfarbstoff

Bilirubinurie	Ausscheidung von Bilirubin im Urin
bimanuell	mit beiden Händen
Biopsie	Gewebeentnahme am Lebenden zu Untersuchungszwecken
Blande Struma	Schilddrüsenvergrößerung bei normaler Funktion
Blutdruckamplitude	Differenz zwischen systolischem und diastolischem Blutdruckwert
Blutplasma	☞ Plasma
Blutserum	☞ Serum
Bobath-Methode	Lagerungs- und Mobilisationskonzept für Halbseitengelähmte
Bolus *(poly.)*	1. Bissen; Klumpen 2. Einzelgabe
Botulismus	bakterielle Lebensmittelvergiftung
Bougierung *(franz.)*	Aufdehnung von Verengungen
brachialis	zum Arm gehörend
Brachium	Arm
Brady-/brady- *(präf./gr.)*	*Wortteil mit der Bedeutung* langsam; verlangsamt
Bradykardie	verlangsamter Puls (<60/min)
Bradypnoe	verlangsamte Atmung
Bride	Verwachsung
Bronchialkarzinom	Lungenkrebs
Bronchialtoilette	Absaugen von Bronchialskret, evtl. mit Spülung
Bronchiektasen *(pl.)*	krankhafte Erweiterungen der Bronchien

Bronchien *(pl.)*	Verästelungen der Luftröhre
Bronchitis	Entzündung der Bronchialschleimhaut
Bronchoskop	Instrument zur Spiegelung der Luftröhre und der Bronchien
Bronchoskopie	Spiegelung der Luftröhre und der Bronchien
Bucca	Wange
Bulimia nervosa (*Abk.* Bulimie)	Ess-Brech-Sucht
Bursa	Beutel; Schleimbeutel
Bursitis	Schleimbeutelentzündung
Bypass *(engl.)*	Gefäßüberbrückung

C

Caecum	Blinddarm
Calendula	Ringelblume
Calor	Wärme

Caput medusae	verstärkte Venenzeichnung um den Bauchnabel
cave	Vorsicht
Cavum	Höhle; Hohlraum
Cerclage *(franz.)*	Kreisnaht (z. B. am Gebärmutterhalskanal)
Cerebellum	Kleinhirn
cerebral	☞ zerebral
Cerebrum *(syn.* Enzephalon)	Gehirn
Cervix *(syn.* Collum, Zervix)	Hals
Cervix uteri *(syn.* Collum uteri)	Gebärmutterhals
Chiasma opticum	Sehnervenkreuzung
Chol- *(präf./gr.)*	*Wortteil mit der Bedeutung* Galle
Cholangiographie	Röntgen-Kontrastmittel-Darstellung der Gallenwege und Gallenblase
Cholangitis	Entzündung der Gallenwege
Choledocholithiasis	Gallensteinleiden im Hauptgallengang
Choledochus	☞ Ductus choledochus
Cholelithiasis	Gallensteinleiden
Cholestase	Gallestauung
Cholezystektomie	operative Gallenblasenentfernung
Cholezystitis	Gallenblasenentzündung
Cholezystolithiasis	Gallensteinleiden der Gallenblase

Chromosomen	Kernschleifen; Träger der Erbanlagen im Zellkern
chronisch	langdauernd; langsam verlaufend
Claudicatio	Hinken
Claudicatio intermittens	zeitweises Hinken (sog. Schaufensterkrankheit)
Clavicula	Schlüsselbein
Clavus	Hühnerauge
Collum	☞ Cervix
Collum uteri	☞ Cervix uteri
Colon	Dickdarm
Colon ascendens	aufsteigender Dickdarm
Colon descendens	absteigender Dickdarm
Colon sigmoideum (*syn.* Sigma)	S-förmig gekrümmter Teil des Dickdarms
Colon transversum	querverlaufender Dickdarm
Commotio cerebri (*Abk.* Commotio)	Gehirnerschütterung
communis	gemeinsam
Compliance (*engl.*)	Kooperation des Kranken
compositus	zusammengesetzt
Conjunktiva	Bindehaut des Auges
Conjunktivitis	Bindehautentzündung
Contusio cerebri	Hirnquetschung
Cor (*syn.* Kardia)	Herz
Corium	Lederhaut
Cornea	Hornhaut des Auges

Cor pulmonale	Druckbelastung des rechten Herzens infolge einer Lungenerkrankung
Corpus	Körper
Corpus luteum	Gelbkörper
Cortex	Rinde
Costa	Rippe
costalis/kostal	zur Rippe gehörend
Coxa	Hüfte
Coxarthrose	Arthrose des Hüftgelenks
Coxitis	Hüftgelenksentzündung
cranial	kopfwärts
Cranium	knöcherner Schädel
Crista iliaca	Darmbeinkamm
Cutis (*syn.* Derma)	Haut

D

Débridement *(franz.)*	chirurgische, ausschneidende Wundreinigung
Defäkation	Darmentleerung; Stuhlgang
Defloration	Entjungferung
Degeneration	Entartung; Ersatz einer vollwertigen Substanz durch eine minderwertige
Dehiszenz	Auseinanderweichen, Klaffen (z. B. einer Wunde)
Dehydratation	Abnahme des Körperwassers
Dekompensation	Versagen einer Funktion nach Ausschöpfung aller Ausgleichsmöglichkeiten
Dekubitus	Druckgeschwür
Delirium tremens	☞ Alkoholdelir
Demenz	erworbene Geistesschwäche
Dens	Zahn
Depotpräparate *(pl.)*	Medikamente, die ihre Wirkstoffe langsam freisetzen und folglich länger wirken
Depression	krankhafte Niedergeschlagenheit
depressiv	niedergeschlagen
Derivat	Abkömmling einer chemischen Grundsubstanz
Derma (*syn.* Cutis)	Haut

Dermatitis	Entzündung der Haut
Dermatologe	Hautarzt
Dermatologie	Lehre von den Hautkrankheiten
Dermatose	Hautkrankheit
Dermographismus	„Hautschrift"; Nachröten der Haut nach mechanischer Reizung
de(s)- *(präf./lat.)*	*Wortteil mit der Bedeutung von…weg; ab*
Descensus	Senkung
Descensus uteri	Gebärmuttersenkung
Desinfektion	teilweise Vernichtung von Keimen/ Abtötung aller pathogenen Keime
desinfizieren	Keime teilweise vernichten
destruieren	zerstören
Destruktion	Zerstörung
destruktiv	zerstörend
dexter/dextra	rechts, rechte(r)
Dextrose	☞ Glucose
Dezibel	Maßeinheit der Lautstärke
Diabetes mellitus (*Abk.* Diabetes)	Zuckerkrankheit
Diabetiker	Zuckerkranker
Diagnose	Benennung von Krankheiten
Diagnostik	Maßnahmen zur Erkennung von Krankheiten
Dialyse	Verfahren zur Entfernung harnpflichtiger Substanzen aus dem Blut

Diameter	Durchmesser
Diaphanoskopie	Lichtdurchstrahlung
Diaphragma	Zwerchfell
Diaphyse	Mittelstück der Röhrenknochen; Knochenschaft
Diarrhoe	Durchfall (häufiger, dünnflüssiger Stuhlgang)
Diastole	Phase, in der der Herzmuskel erschlafft und sich die Kammern mit Blut füllen
Diät	Krankenkost
dies (d)	Tag
Differenzialdiagnose	Krankheit mit ähnlichen Krankheitszeichen
diffus	unscharf begrenzt; ausgebreitet
Diffusion	gegenseitige Durchmischung von Gasen oder Flüssigkeiten bis zum Konzentrationsausgleich
digital	mit dem Finger
Digitalis	1. Fingerhut. 2. herzwirksames Medikament
Digitus	Finger bzw. Zehe
Dilatation	Erweiterung
Dioptrie *(sg.)* Dioptrien *(pl.)*	Maßeinheit für die Brechkraft einer Linse
diploider Chromosomensatz	doppelter Chromosomensatz
Disease *(engl.)*	Krankheit
Diskus	Scheibe

Diskus intervertebralis	Bandscheibe
Diskusprolaps	Bandscheibenvorfall
Dislokation	Verschiebung von Knochenbruchstücken
disloziert	verschoben
disponiert	anfällig
Disposition	Anfälligkeit
Dissemination	Ausbreitung
distal	weiter von der Rumpfmitte entfernt
Distorsion	Verstauchung; Zerrung eines Gelenks
Diurese	Harnausscheidung
Diuretika *(pl.)*	harntreibende Mittel/Mittel zur Anregung der Wasserausscheidung
diuretisch	harntreibend
Divertikel	krankhafte Ausstülpung eines Hohlorgans
Dolor	Schmerz
dominant	vorherrschend
dorsal	rückseitig
Dorsalflexion	Beugung nach rückwärts
Dorsum	Rücken
Douglas-Raum	Bauchfellfalte zwischen Gebärmutter und Mastdarm (tiefster Punkt der weibl. Bauchhöhle)
Drainage *(franz.)* *(Abk.* Drain)	bei einer Operation eingelegter Schlauch zur Ableitung von Wundsekret

Droge	Suchtmittel
Ductus	Gang
Ductus choledochus (*Abk.* Choledochus)	Hauptgallengang
Ductus deferens	Samenleiter
Ductus thoracicus	Milchbrustgang (Hauptlymphstamm)
Duodenalsonde	Zwölffingerdarmsonde
Duodenum	Zwölffingerdarm
duplex	doppelt
Duplikatur	Verdoppelung
Dys- *(präf./gr.)*	*Wortteil mit der Bedeutung* Störung
Dysfunktion	Funktionsstörung
Dysmenorrhoe	schmerzhafte Regelblutung
Dysplasie	Fehlbildung
Dyspnoe	Atemnot
Dysurie	erschwertes Wasserlassen

E

Echokardiographie (*Abk.* Echo)	Ultraschalluntersuchung des Herzens
efferent / efferens	herausführend
Effloreszenz	Hautblüte; Hautveränderung

Ejakulation	Samenerguss
Ektasie	Erweiterung eines Hohlorgans
-ektasie *(suff./gr.)*	*Wortteil mit der Bedeutung* Erweiterung
-ektomie *(suff./gr.)*	*Wortteil mit der Bedeutung* operative Entfernung eines Organs
Ektopie	Verlagerung eines Organs oder Gewebes
Ektropium	Auswärtsstülpung (z. B. des Augenlids oder der Muttermundschleimhaut)
Ekzem	Juckflechte
Elektroenzephalogramm (EEG)	Aufzeichnung der Hirnströme
Elektrokardiogramm (EKG)	Aufzeichnung der Herzstromkurve
Elektrolyte *(pl.)*	Körpermineralien
Elephantiasis	ausgeprägtes chronisches Lymphödem
Elimination	Aussonderung
eliminieren	aussondern
Embolektomie	operatives Entfernen eines Embolus
Embolie	Verschleppung und Einkeilung einer Substanz in der Blutbahn
Embolus	Blutgefäßpropf
Embryo	Leibesfrucht bis zur 12. Schwangerschaftswoche
Embryopathie	Schädigung des Embryos als Folge einer Störung des mütterlichen Organismus

Emesis (*syn.* Vomitus)	Erbrechen
Emesis gravidarum	Schwangerschaftserbrechen
Emetika *(pl.)*	Brechmittel
Eminentia	Erhöhung
Empathie	einfühlendes Verständnis
Emphysem	Aufblähung
empirisch	auf Erfahrung beruhend
Empyem	Eiteransammlung in einer vorbestehenden Körperhöhle
Endemie	Dauerverseuchung eines geografischen Gebiets mit einer bestimmten Krankheit
end(o)- *(präf./gr.)*	*Wortteil mit der Bedeutung* innen
endogen	im Körper selbst, d. h. nicht durch äußere Einflüsse entstanden
Endokard	Herzinnenhaut
Endokarditis	Entzündung der Herzinnenhaut
Endokrinologie	Hormonlehre
endokrinologisch / endokrin	hormonell bedingt
Endometriose	Gebärmutterschleimhaut außerhalb des normalen Bereichs
Endometritis	Entzündung der Gebärmutterschleimhaut
Endometrium	Gebärmutterschleimhaut
Endoprothese	Ersatzstück für ein inneres Körperteil (z. B. Gelenk, Gefäß)

Endoskop	Instrument zur Spiegelung von Hohlorganen
Endoskopie	innere Betrachtung von Hohlorganen; Spiegelung
Enterale Ernährung (künstliche)	Ernährung über den Magen-Darm-Kanal (häufig für Sondenernährung)
Enteritis	Dünndarmentzündung
Entropium	Einwärtskehrung der Lidränder
Enuresis nocturna (*Abk.* Enuresis)	(nächtliches) Bettnässen
Enzephalitis	Gehirnentzündung
Enzephalomyelitis	Gehirn- und Rückenmarkentzündung
Enzephalon	☞ Cerebrum
Enzephalopathie	Gehirnerkrankung
Enzyme (*syn.* Fermente)	Eiweißkörper, die im Körper verlaufende chemische Reaktionen beschleunigen
Eosinophilie	krankhafte Vermehrung der eosinophilen Granulozyten
Epi-/epi- *(präf./gr.)*	*Wortteil mit der Bedeutung* neben, um
Epidemie	gehäuftes Auftreten einer Infektionskrankheit innerhalb eines bestimmten Zeitraums und eines geografischen Gebiets
Epidermis	Oberhaut
Epididymis	Nebenhoden
Epididymitis	Nebenhodenentzündung
Epigastrium	Magengrube

Epiglottis	Kehldeckel
Epikard	inneres Blatt des Herzbeutels
Epikondylitis radialis	sog. Tennisarm
Epilepsie	Krampfleiden
Epiphysenfuge	Wachstumsfuge der Röhrenknochen
Episiotomie	Dammschnitt
Epistaxis	Nasenbluten
Epithel	Deckgewebe
Ergotherapie	Beschäftigungs- und Arbeitstherapie
Erysipel	Wundrose
Erythem	entzündliche Hautrötung durch verstärkte Durchblutung
Erythropoese	Bildung der roten Blutkörperchen
Erythrozyten *(pl.)* *(Abk.* Erys)	rote Blutkörperchen
Eu- *(präf./gr.)*	*Wortteil mit der Bedeutung* gut; normal
Eumenorrhoe	normale Regelblutung
Euphorie	gesteigertes Glücksgefühl
Eupnoe	normale Atmung
Euthanasie	Sterbehilfe
Euthyreose	normale Schilddrüsenfunktion
Exanthem	Hautausschlag
Exartikulation	operatives Entfernen eines Körperteils im Gelenk
Exazerbation	Verschlimmerung

exazerbiert	verschlimmert
Exitus letalis (*Abk.* Exitus)	Tod
Exkrement	Ausscheidung (Kot und Urin)
exogen	von außen entstanden
Exophthalmus	krankhaftes Vortreten des Augapfels
Expektorantien (*pl.*)	auswurffördernde Mittel
Expektoration	☞ Sputum
exsikkiert	ausgetrocknet
Exsikkose	Austrocknung
Exspiration	Ausatmung
Exstirpation	operative Entfernung eines Organs oder eines Tumors
Exsudat	entzündlicher Erguss
extendieren	strecken
Extension	Streckung
Extensionsverband	Streckverband
Extensor	Streckmuskel
Externa (*pl.*)	äußerlich anzuwendende Arzneimittel
externus	außen
extra- (*präf./lat.*)	*Wortteil mit der Bedeutung* außerhalb
Extraktion	Herausziehen
extraperitoneal	außerhalb des Bauchfells
Extrasystole	vorzeitig einfallender Herzschlag

extrauterin	außerhalb der Gebärmutter
Extrauteringravidität	Schwangerschaft außerhalb der Gebärmutter
extrazellulär	außerhalb der Zelle
Extremitäten	Gliedmaßen (Arme und Beine)
extrovertiert	nach außen gewendet
Extubation	Entfernen eines Beatmungsschlauchs aus der Luftröhre
exzidieren	ausschneiden
Exzision	Ausschneidung

F

facialis/fazial	das Gesicht betreffend
Facialisparese	Gesichtslähmung
Facies	Gesicht

Faeces *(sg.)* Fäkalien *(pl.)*	Stuhl; Kot
fakultativ	wahlweise
Fango	Mineralschlamm für therapeutische Packungen oder Bäder
Faszie	Muskelhülle
Fatigue *(franz.)*	chronische Müdigkeit
febril	fieberhaft
Febris	Fieber
Feed-back *(engl.)*	Rückkopplung; Rückmeldung
feminin	weiblich
Femur	Oberschenkelknochen
Fermente	☞ Enzyme
fertil	fruchtbar
Fertilisation	Befruchtung
Fertilität	Fruchtbarkeit
Fetus/Fötus	Leibesfrucht ab der 12. Schwangerschaftswoche
Fibrin	Blutfaserstoff
Fibrinogen	Vorstufe des Fibrins (Blutbestandteil)
Fibrinolyse	Auflösen von Fibrin
Fibro- *(präf.)*	*Wortteil mit der Bedeutung* Bindegewebe
Fibrom	Bindegewebsgeschwulst
Fibrose	Vermehrung von Bindegewebe
Fibula	Wadenbein

Fieber	Körpertemperatur über 38 °C
Filiae *(pl.)*	☞ Metastasen
Fimbrien *(pl.)*	Fransen des Eileiters
final (*syn.* terminal)	das Ende betreffend
Fissur	Riss
Fistel	abnormer Kanal, der einen Hohlraum mit der Körperoberfläche oder einem anderen Hohlraum verbindet
Flapping tremor *(engl.)*	grobschlägiges Händezittern
Flatus	entweichende Darmblähung
Flexion	Beugung
Flexor	Beugemuskel
Flexur	Biegung
Fluor vaginalis (*Abk.* Fluor)	Scheidenausfluss
Flush *(engl.)*	anfallsweise auftretende Hautrötung
foetid	stinkend
Foetor	Gestank
Foetor ex ore	übler Mundgeruch
Foetor hepaticus	typischer leberartiger Mundgeruch bei Leberzerfall
Foetor uraemicus	urinöser Mund- und Körpergeruch bei ausgeprägter Nierenschwäche
Fontanelle	normale Knochenlücke am kindlichen Schädel
Foramen	Loch; Öffnung

Foramen ovale	ovales Loch in der Vorhofscheidewand
Foramen vertebrale	Wirbelloch
forte	stark
Fragment	Bruchstück (z. B. Knochenbruchstück)
Fraktur	Knochenbruch
Frons	Stirn
Frühmobilisation	möglichst frühes Aufstehen nach einer Operation
Fruktose (*syn.* Lävulose)	Fruchtzucker
Functio laesa	gestörte Funktion
Fundus	Grund; Boden
Fundus hypertonicus	Augenhintergrundveränderung bei Bluthochdruck
Fundusstand	Höhe der Gebärmutteroberkante, gemessen während der Schwangerschaft und in der Rückbildungsphase danach
Fungi *(pl.)*	Pilze
fungizid	pilzabtötend
Furunkel	eitrige Entzündung eines Haarbalgs

G

Gangrän	Brand; Gewebsuntergang
Gaster	Magen
Gastrektomie	operative Entfernung des Magens
Gastritis	Magenschleimhautentzündung
Gastroenteritis	Magen-Darmentzündung; Brechdurchfall
Gastroenterologie	Lehre von den Krankheiten des Verdauungsapparates
Gastroenterostomie	operative Verbindung von Magen und Dünndarm
gastrointestinal	den Magen-Darmtrakt betreffend
gastrointestinale Blutung	Blutung im Magen-Darmtrakt
Gastroskop	Instrument zur Magenspiegelung
Gastroskopie	Magenspiegelung
Geminus *(sg.)* / Gemini *(pl.)*	Zwilling(e)
Gen	Erbanlage
-gen *(suff./gr.)*	*Wortteil mit der Bedeutung* erzeugend
generalisiert	am ganzen Körper ausgebreitet
Generika *(pl.)*	Nachahmermedikamente
Genese	Entstehung
-genese *(suff./gr.)*	*Wortteil mit der Bedeutung* Entstehung
genetisch	erblich

genital	die Geschlechtsorgane betreffend
Genitalien *(pl.)*	Geschlechtsorgane
Geriatrie	Altersheilkunde
Gerontologie	Altersforschung
Gestosen *(pl.)*	schwangerschaftsbedingte Krankheiten
Gingiva	Zahnfleisch
Gingivitis	Zahnfleischentzündung
Glandula	Drüse
Glandula parotis (*Abk.* Parotis)	Ohrspeicheldrüse
Glandula suprarenalis	Nebenniere
Glandula thyreoidea (*Abk.* Thyreoidea)	Schilddrüse
Glans	Eichel
Glaukom	Grüner Star
Glia	☞ Neuroglia
globale Herzinsuffizienz	Schwäche beider Herzhälften
Glomerulonephritis	Entzündung der Nieren und insbesondere der Nierenkörperchen
Glossa (*syn.* Lingua)	Zunge
Glossitis	Entzündung der Zunge
Glukose (*syn.* Dextrose)	Traubenzucker
Glukosurie	erhöhte Zuckerausscheidung im Urin

Glykogen	tierische Stärke; Speicherform der Kohlenhydrate
Gonaden (*pl.*)	Geschlechtsdrüsen (Eierstöcke und Hoden)
Gonarthritis	Kniegelenksentzündung
Gonarthrose	Arthrose des Kniegelenks
Gonorrhoe	Tripper
Grand mal (*franz.*)	großer epileptischer Anfall
Granulat	körniges Arzneimittel
Granulation	Gewebeneubildung im Rahmen der Wundheilung
Granulationsgewebe	neugebildetes Gewebe bei Wunden
Granulozyten (*pl.*)	gekörnte Art der weißen Blutkörperchen
gravid	schwanger
Gravida	Schwangere
Gravidität	Schwangerschaft
Grünholzfraktur	Knochenbruch mit Erhaltung der Knochenhaut
Gutta (*sg.*)/Guttae (*pl.*)	Tropfen
Gynäkologe	Frauenarzt
Gynäkologie	Frauenheilkunde
Gynäkomastie	Vergrößerung der männlichen Brustdrüse

H

habituell	gewohnheitsmäßig; wiederholt auftretend
Häm- *(präf./gr.)*	*Wortteil mit der Bedeutung* Blut
Hämangiom	Blutschwamm; gutartiger Blutgefäßtumor
Hämarthros	Bluterguss in einem Gelenk
Hämatemesis	Bluterbrechen
Hämatokrit	Anteil der zellulären Bestandteile am gesamten Blutvolumen
Hämatom	Bluterguss
Hämatopoese	Blutbildung
Hämatothorax	Ansammlung von Blut im Brustfellraum
Hämaturie	Beimengung von Blut im Urin
Hämochromatose	Eisenspeicherkrankheit
Hämoglobin	roter Blutfarbstoff
Hämoglobinurie	Auftreten von Hämoglobin im Urin
Hämolyse	Abbau der roten Blutkörperchen
Hämophilie	Bluterkrankheit
Hämoptoe	Bluthusten
Hämorrhagie	Blutung
hämorrhagisch	blutig
Hämorrhagische Diathese	Blutungsneigung

Hämorrhoiden *(pl.)*	Venenerweiterungen im Afterbereich
Hämostase	Blutstillung
Hämostyptika *(pl.)*	blutstillende Mittel
Hallux	Großzehe
Halluzination	Sinnestäuschung
haploider Chromosomensatz	einfacher Chromosomensatz
Harnretention	Harnverhalt; Harnsperre
Haustren *(pl.)*	Ausbuchtungen der Dickdarmwand
hemi- *(präf./gr.)*	*Wortteil mit der Bedeutung* halb, einseitig
Hemikolektomie	operative Entfernung einer Dickdarmhälfte
Hemiparese	☞ Hemiplegie
Hemiplegie (*syn.* Hemiparese)	Halbseitenlähmung
Hemiplegiker	Halbseitengelähmter
Hemisphäre	Gehirnhälfte
Hepar	Leber
Hepatitis	Leberentzündung
hepatogen	von der Leber ausgehend
Hepatomegalie	Lebervergrößerung
hereditär	erblich
Hermaphrodit	Zwitter
Hernie	Eingeweidebruch

Herniotomie	operative Behandlung eines Eingeweidebruchs
Herpes	Bläschenausschlag
Herpes labialis	Bläschenausschlag an den Lippen
Herpes zoster (*Abk.* Zoster)	Gürtelrose
hetero- (*präf./gr.*)	*Wortteil mit der Bedeutung* verschieden
Herzbeuteltamponade	Ausfüllung des Herzbeutels mit Blut
Herzinsuffizienz	Herzschwäche
Hidrosis	Schweißabsonderung
Hilus	Eintrittstelle von Gefäßen, Nerven etc. an einem Organ
Hilus pulmonalis	Lungenhilus
Hirntod	Ausfall aller Hirnfunktionen
Hirsutismus	übermäßige männliche Behaarung bei der Frau
Histologie	Lehre von den Körpergeweben
Holismus	Theorie von der Ganzheit
holistisch	ganzheitlich
homo- (*präf./gr.*)	*Wortteil mit der Bedeutung* gleich
homolog	übereinstimmend
Hordeolum	Gerstenkorn
Hospiz	Einrichtung zur Pflege und Betreuung Sterbender
human	menschlich
Humerus	Oberarmknochen

humoral	die Körperflüssigkeiten betreffend
Hydramnion	übermäßige Fruchtwassermenge
Hydr(o)- *(präf./gr.)*	*Wortteil mit der Bedeutung* Wasser
Hydrops	Flüssigkeitsansammlung in einer Körperhöhle
Hydrosalpinx	Flüssigkeitsansammlung im Eileiter
Hydrozele	Flüssigkeitsansammlung im Hodensack
Hydrozephalus	Wasserkopf
Hygiene	Gesundheitslehre
Hymen	Jungfernhäutchen
hyper- *(präf./gr.)*	*Wortteil mit der Bedeutung* über
Hyperaldosteronismus	gesteigerte Sekretion von Aldosteron aus der Nebennierenrinde
Hyperämie	Blutüberfüllung eines Organs
Hyperästhesie	Überempfindlichkeit auf Berührungsreize
Hyperazidität	Übersäuerung des Magensafts
Hyperbilirubinämie	erhöhter Bilirubingehalt im Blut
Hypercholesterinämie	erhöhter Cholesterinspiegel im Blut
Hyperemesis	starkes Erbrechen
Hyperemesis gravidarum	sehr starkes Schwangerschaftserbrechen
Hyperglykämie	erhöhter Blutzuckerspiegel
Hyperhidrosis	krankhaft gesteigerte Schweißsekretion
Hyperhydratation	Überwässerung

Hyperkaliämie	erhöhter Kaliumgehalt des Blutes
Hyperkalzämie	erhöhter Calciumgehalt des Blutes
Hyperkapnie	Erhöhung des Kohlensäure-Partialdrucks im Blut
Hyperkeratose	Verdickung der Hornschicht der Haut
Hyperkoffeinämie	Zustand nach überlanger Kaffeepause
Hypermenorrhoe	zu starke Regelblutung
Hypermetropie (*syn.* Hyperopie)	Weitsichtigkeit
Hypernatriämie	erhöhter Natriumgehalt des Blutes
Hypernephrom	bösartiger Nierentumor
Hyperparathyreoidismus	Nebenschilddrüsenüberfunktion
Hyperproteinämie	Erhöhung des Eiweißgehalts im Blut
Hyperthermie	Überhitzung des Körpers
Hyperthyreose	Schilddrüsenüberfunktion
Hypertonie / Hypertonus	Bluthochdruck
Hypertrophie	Organvergrößerung durch Vergrößerung der Zellen
Hyperurikämie	erhöhter Harnsäurespiegel im Blut
Hyperventilation	übermäßig gesteigerte Atemfrequenz
hyperventilieren	beschleunigt atmen
Hypervolämie	erhöhtes Blutvolumen
Hypnotika *(pl.)*	Schlafmittel
hypo- *(präf./gr.)*	*Worteil mit der Bedeutung* unter

Hypoglykämie	erniedrigter Blutzuckerspiegel
Hypogonadismus	Keimdrüsenunterfunktion
Hypokaliämie	verminderter Kaliumgehalt des Blutes
Hypokalzämie	verminderter Calciumgehalt des Blutes
Hypomenorrhoe	zu schwache Regelblutung
Hyponatriämie	verminderter Natriumgehalt des Blutes
Hypoparathyreoidismus	Nebenschilddrüsenunterfunktion
Hypophyse	Hirnanhangdrüse
Hypoplasie	Unterentwicklung eines Organs
Hypoproteinämie	verminderter Eiweißgehalt im Blut
Hyposthenurie	verminderte Konzentrationsleistung der Niere
Hypothermie	Unterkühlung
Hypothyreose	Schilddrüsenunterfunktion
Hypotonie	niedriger Blutdruck
Hypovolämie	vermindertes Blutvolumen
Hypoxie	Sauerstoffmangel in Blut und Gewebe
Hysterektomie	operative Entfernung der Gebärmutter

I

iatrogen	durch den Arzt hervorgerufen
idiopathisch	ohne erkennbare Ursache entstanden
Ikterus	Gelbfärbung der Haut durch Einlagerung von Bilirubin (sog. Gelbsucht)
Ileostomie	vom Ileum ausgehender künstlicher Darmausgang
Ileum	Krummdarm
Ileus	Darmverschluss
immun	unempfindlich gegenüber Krankheitserregern
Immunität	Unempfindlichkeit gegenüber Krankheitserregern
impermeabel	undurchlässig
Implantation	Einpflanzung
Inappetenz	Appetitlosigkeit
incompletus	unvollständig
Indikation	Grund zur Anwendung eines therapeutischen oder diagnostischen Verfahrens
Indikator	Merkmal, das etwas anzeigt
indolent	schmerzunempfindlich
Induration	Verhärtung
Infans	Kind

infantil	kindlich
Infarkt	Absterben von Gewebe infolge einer Minderdurchblutung
infaust	aussichtslos
Infektion	Ansteckung
Infektionskrankheit	ansteckende Krankheit
infektiös	ansteckend
inferior	unterhalb
Infertilität	Unfähigkeit, eine Schwangerschaft auszutragen
Infiltrat	ins Gewebe eingedrungener Stoff
infizieren	anstecken
Influenza	Grippe
Infusion	Einfließenlassen einer Flüssigkeit (meist) in eine Vene
Inguinalhernie	Leistenbruch
Inhalation	Einatmen von gasförmigen Substanzen, Dämpfen, Aerosolen etc.
Inhibitor	Hemmer
initial	anfangs
Injektion	Einspritzen einer Flüssigkeit in den Körper; Spritze
Inkarzeration	Einklemmung eines Eingeweidebruchs
inkompatibel	nicht zusammenpassend
Inkontinenz	Unvermögen, Harn oder Stuhl zurückzuhalten

Inkubationszeit	Zeitraum zwischen der Ansteckung und dem Ausbruch einer Krankheit
Inkubator	Brutapparat
inkurabel	nicht heilbar
Innervation	Nervenversorgung
innerviert	nervlich versorgt
inoperabel	nicht operierbar
inotrop	die Herzmuskelkraft beeinflussend
Inspektion	genaue Betrachtung
Inspiration	Einatmung
inspizieren	genau betrachten
Instillation	Einträufelung; Einspritzung
Insuffizienz	unzureichende Leistung eines Organs
Insulin	blutzuckersenkendes Hormon
Insult	Anfall (☞ Apoplexie)
Intention	Absicht; Bestreben
Intentionstremor	Zittern beim Beginn einer Bewegung
inter- *(präf./lat.)*	*Wortteil mit der Bedeutung* zwischen
interdigital	zwischen den Fingern und Zehen
interdisziplinär	mehrere Fachabteilungen übergreifend
interkostal	zwischen den Rippen
Interkostalraum	Zwischenrippenraum
intermittierend	zeitweise (aussetzend)

Internist	Facharzt für Innere Krankheiten
internus	innen
Interruptio	Unterbrechung (früher häufig für Schwangerschaftsabbruch)
interstitiell	im Zwischengewebe
Interstitium	Zwischenraum zwischen Organen
Intertrigo	Wundsein in Körperfalten
intestinal	zum Darm gehörend
Intestinum	Darm
Intima	Innenschicht der Blutgefäßwand
Intoleranz	Unverträglichkeit
in toto	im Ganzen; vollständig
Intoxikation	Vergiftung
intra- (präf./lat.)	*Wortteil mit der Bedeutung* innerhalb
intraglutäal	in den Gesäßmuskel
intrakutan/intracutan	in die/in der Haut
intramuskulär	in den/im Muskel
intraokular	im Auge
intraoperativ	während der Operation
intraperitoneal	innerhalb des Bauchfells
intrauterin	in der Gebärmutter
intravasal	in einem/in ein Blutgefäß
intravenös	in die/in der Vene
intrazellulär	innerhalb der Zelle
Introitus	Eingang

introvertiert	nach innen gewendet
Intubation	Einführen eines Beatmungsschlauchs in die Luftröhre
Invagination	Einstülpung eines Darmabschnitts in einen anderen
invasiv	eindringend
in vitro	außerhalb des lebenden Organismus'
in vivo	am lebenden Körper
inzidieren	einschneiden
Inzision	Einschnitt
Ion	elektrisch geladenes Teilchen
Iris	Regenbogenhaut
Iritis	Entzündung der Regenbogenhaut
irreponibel	nicht zurückführbar; nicht einrichtbar
irreversibel	nicht rückgängig zu machen
Irrigator	Einlaufgerät
Ischämie	örtliche Minderdurchblutung oder Unterbrechung der Durchblutung
Ischialgie	Schmerzen im Bereich des N. ischiadicus
Ischurie	Harnverhalt
iso- *(präf./gr.)*	*Wortteil mit der Bedeutung* gleich
isotone Lösung	Lösung mit gleicher Osmolarität wie das Blut
Isthmus	enge Stelle

-itis *(suff./lat.)*	*Wortteil mit der Bedeutung* Entzündung

J

Jejunum	Leerdarm
Jejunitis	Entzündung des Leerdarms
Jejunoileostomie	Verbindung zwischen Leerdarm und Krummdarm
Joule	Maßeinheit für die Energie
Jugularispunktion	Punktion der V. jugularis
juvenil	jugendlich

K

Kachexie	starke Abmagerung mit Kräfteverfall
Kalkaneus	Fersenbein
Kallus	Neubildung von Knochengewebe an einer Knochenbruchstelle
kanzerogen (*syn.* karzinogen)	krebserzeugend
Kanzerogene (*syn.* Karzinogene)	krebserzeugende Stoffe
Kapillaren (*pl.*)	Haargefäße
Kaposi-Sarkom	im Rahmen einer HIV-Erkrankung auftretende Haut- und Schleimhautveränderungen
Karbunkel	Gruppe mehrerer Furunkel (Haarbalgentzündungen)
Kardia	Mageneingang
kardial	das Herz betreffend
kardio- (*präf./gr.*) -kard (*suff./gr.*)	*Wortteile mit der Bedeutung* Herz
Kardiologie	Lehre von den Herzkrankheiten
Kardiotokographie (CTG)	Registrierung der Gebärmutterkontraktionen und der kindlichen Herztöne
kardiopulmonal	Herz und Lunge betreffend
kardiovaskulär	das Herz-Kreislaufsystem betreffend
Karenz	Entbehrung; Verzicht
Karies	Zahnfäule

karzinogen	☞ kanzerogen
Karzinogene	☞ Kanzerogene
Karzinom	bösartige Geschwulst (vom Epithel ausgehend)
Kastration	Entfernung oder Zerstörung der Keimdrüsen
Katabolismus	Abbaustoffwechsel
Kataplasma	Breiumschlag
Katarakt	Grauer Star
Katarrh	Schleimhautentzündung
Katheter	Schlauch zum Einführen in Hohlorgane
Kation	positiv geladenes Ion
kaudal	steißwärts
kausal	ursächlich
Kausalbehandlung	Behandlung der Ursache
Kautelen *(pl.)*	Vorsichtsmaßregeln
Kaverne	krankhafter Hohlraum (z. B. in der Lunge)
Keloid	Wulstnarbe, Bindegewebswucherung
Kephalhämatom	Bluterguss am Kopf des Neugeborenen
Keratitis	Hornhautentzündung des Auges
Kernikterus	Gehirnschädigung des Neugeborenen durch Gelbsucht
Kinästhetik	Methode zur Umlagerung und Mobilisation von Patienten

Kinetosen (*pl.*)	Reisekrankheiten
Kleptomanie	zwanghaftes Stehlen
Klimakterium	Wechseljahre
Klinik (*poly.*)	1. Krankenhaus 2. Gesamtheit der im Rahmen einer Krankheit auftretenden Krankheitszeichen
Klinischer Tod	Herz- Kreislauf- und Atemstillstand
Klitoris	Kitzler
klonisch	schüttelnd
Klysma (*syn.* Klistier)	Darm-Einlauf
Koagulation	Blutgerinnung
Koagulopathie	Gerinnungsstörung
kognitiv	die Erkenntnis betreffend
Koitus (*syn.* Kohabitation)	Geschlechtsverkehr; Beischlaf
Kokken (*pl.*)	kugelförmige Bakterien
Kolektomie	operative Dickdarmentfernung
Kolibakterien (*pl.*)	Bakterienart, die v. a. im Dickdarm vorkommt
Kolik	krampfartige Bauchschmerzen, die durch Zusammenziehen eines Hohlorgans verursacht werden (Gallen- oder Nierenkolik)
Kolitis	Entzündung des Dickdarms
Kollateralkreislauf	Umgehungskreislauf
Kolonkarzinom	Dickdarmkrebs
Koloskopie	Dickdarmspiegelung

Kolostomie	vom Dickdarm ausgehender künstlicher Darmausgang
Kolostrum	Vormilch
Kolpitis	Scheidenentzündung
Kolpokleisis	operativer Scheidenverschluss
Koma	tiefe Bewusstlosigkeit
Koma, diabetisches	Bewusstlosigkeit infolge eines zu hohen Blutzuckerspiegels
Koma, hepatisches	Bewusstlosigkeit infolge fortgeschrittener Leberschwäche
Komedonen *(pl.)*	Mitesser
kompatibel	zusammenpassend
Kompensation	Ausgleich einer gestörten Funktion durch gesteigerte Tätigkeit oder andere Mechanismen
Kompositum	Mischung; Zusammensetzung
Kompression	Druck
Konduktor	Überträger einer Erbkrankheit, der aber selbst gesund ist
Kondylus	Gelenkkopf
konkav	nach innen gewölbt
konnatal	angeboren
konsensuell	gleichsinnig
konservative Behandlung	nicht operative Behandlung
Konsil	Hinzuziehung eines oder mehrerer anderer Ärzte
Konsistenz	Festigkeitgrad eines Stoffes

konstitutionell	anlagebedingt
Konstriktion	Zusammenziehung
kontagiös	ansteckungsfähig
Kontagiosität	Ansteckungsfähigkeit
Kontamination	Verunreinigung
Kontinenz	Fähigkeit, Stuhl und Urin zurückzuhalten
Kontinua	gleichmäßiges Fieber ohne Schwankungen
Kontraindikation	Gegenanzeige; Grund, ein Mittel oder ein Verfahren nicht anzuwenden
Kontraktion	Zusammenziehung
Kontraktur	Gelenksteife infolge einer Verkürzung der Muskeln und Sehnen
Kontrazeption	☞ Antikonzeption
konvex	nach außen gewölbt
Koplik-Flecken *(pl.)*	bei Masern vorkommende helle Flecken auf der Wangenschleimhaut
Korium	Lederhaut
koronar	die Herzkranzgefäße betreffend
Koronarangiographie (*Abk.* Coro)	Röntgen-Kontrastmittel-Darstellung der Herzkranzgefäße
Koronargefäße *(pl.)*	Herzkranzgefäße
Krebs	bösartige Krankheit
Krepitation	Knistern beim Aneinanderreiben von Knochenbruchstellen
Krisis	schneller Fieberabfall

Kumulation	Anhäufung
kurativ	heilend
Kürettage *(franz.)*	Ausschabung der Gebärmutter
Kyphose	Biegung der Wirbelsäule nach hinten

L

labialis	zu den Lippen gehörend
Labien *(pl.)*	Schamlippen
Läsion	Verletzung; Schädigung
Lävulose	☞ Fruktose
Lagophthalmus	krankhaft erweiterte Lidspalte
Laktat	Salz der Milchsäure

Laktation	Muttermilchproduktion
Laktose	Milchzucker
Laktoseintoleranz	Milchzuckerunverträglichkeit
Laminektomie	operative Entfernung eines Wirbelbogens
Lanugo	Haarflaum des Fetus
Laparoskopie	Bauchspiegelung
Laparotomie	operative Eröffnung der Bauchhöhle
larviert	versteckt, ohne typ. Merkmale verlaufend
Laryngitis	Kehlkopfentzündung
Laryngoskop	Kehlkopfspiegel
Larynx	Kehlkopf
latent	verborgen; symptomlos verlaufend
lateral	seitlich
Lavage *(franz.)*	Spülung
Laxans *(sg.)* Laxantien *(pl.)*	Abführmittel
Legasthenie	Lese-Rechtschreib-Schwäche
Lens	(Augen)linse
letal	tödlich
Letaldosis	zum Tod führende Dosis
Letalität	Tödlichkeit einer Erkrankung
Lethargie	Schläfrigkeit
lethargisch	schläfrig
Leukämie	bösartige Erkrankung der weißen Blutkörperchen (sog. Blutkrebs)

Leukopenie	Mangel an weißen Blutkörperchen
Leukozyten *(pl.)* (*Abk.* Leukos)	weiße Blutkörperchen
Leukozytose	erhöhte Anzahl der weißen Blutkörperchen
Libido	Geschlechtstrieb
Lien	☞ Splen
Ligament(um)	Band
Ligatur	Unterbindung (z. B. eines Blutgefäßes)
Lingua	☞ Glossa
Lipid	Fett bzw. fettähnlicher Stoff
Lipom	gutartige Fettgeschwulst
Liquor cerebrospinalis (*Abk.* Liquor)	Gehirn-Rückenmarksflüssigkeit
Lith- *(präf./gr.)* -lith *(suff./gr.)*	*Wortteile mit der Bedeutung* Stein
Lithotripsie	Steinzertrümmerung (Nieren-, Blasen- oder Gallensteine)
Lochien *(pl.)*	Wochenfluss
-logie *(suff./gr.)*	*Wortteil mit der Bedeutung* Lehre
Logopäde	Sprachtherapeut
Logopädie	Sprachtherapie
Logorrhoe	Rededrang
Lokalanästhesie	örtliche Betäubung
lokalisiert	örtlich begrenzt
Lordose	Biegung der Wirbelsäule nach vorn

Lumb- *(präf./lat.)*	*Wortteil mit der Bedeutung* Lende
Lumbago	Hexenschuss
lumbalis/lumbal	die Lende betreffend
Lumen	innerer Durchmesser von röhrenförmigen Körpern
Lungenödem	krankhafte Flüssigkeitsansammlung in der Lunge
Luxation	Verrenkung; Auskugelung
Lymphadenitis	Lymphknotenentzündung
Lymphangitis	Lymphgefäßentzündung
Lymphe	Gewebsflüssigkeit
Lymphopenie	krankhafte Verminderung der Lymphozyten
Lymphozytose	krankhafte Vermehrung der Lymphozyten
-lyse *(suff./gr.)*	*Wortteil mit der Bedeutung* Auflösung
Lysetherapie	medikamentöse Auflösung akuter Gefäßverschlüsse
Lysis	langsamer Fieberabfall
Lyssa	Tollwut

M

Macula lutea	Gelber Fleck (auf der Netzhaut des Auges)
Magenperforation	Magendurchbruch
Magenresektion	operative Magenentfernung
makro-	*Wortteil mit der Bedeutung* groß
Makrohämaturie	Ausscheiden von Blut im Urin, mit bloßem Auge sichtbar
makroskopisch	mit bloßem Auge sichtbar
Malabsorbtion	Störung der Absorbtion (Verdauungsstörung)
Malazie	Erweichung
maligne	bösartig
Malignom	bösartiger Tumor
Malleolus lateralis	Außenknöchel
Malleolus medialis	Innenknöchel
Mamilla / Mamille	Brustwarze
Mamma	weibliche Brust
Mammakarzinom	Brustkrebs
Mammographie	Röntgenuntersuchung der weiblichen Brust
Mandibula	Unterkiefer
Mandrin *(franz.)*	Führungsstab in einer Kanüle oder einem Katheter
Manie	abnorme Hochstimmung und Antriebssteigerung

-manie *(suff./gr.)*	*Wortteil mit der Bedeutung* Sucht
manifest	deutlich erkennbar
Manifestation	deutliches Erkennbarwerden
Manometer	Druckmessgerät
Manubrium sterni	Brustbeingriff
manuell	mit der Hand
Manus	Hand
maskulin	männlich
Massenblutung	starke Blutung aus einem eingerissenen Blutgefäß
Mastitis	Entzündung der weiblichen Brust
matern	mütterlich
Matrix	Keimschicht (z. B. der Nägel)
Maxilla	Oberkiefer
Mazeration	Gewebeaufweichung durch Flüssigkeit
mazeriert	durch Flüssigkeit aufgeweicht
Media	mittlere Schicht der Blutgefäßwand
medial	zur Mitte hin
Medianebene	Ebene, die den Körper in eine rechte und eine linke Hälfte teilt
Mediastinum	Mittelfellraum (Raum zwischen beiden Lungen)
Medulla oblongata	verlängertes Mark
-megalie *(suff./gr.)*	*Wortteil mit der Bedeutung* Vergrößerung
Mekonium	Kindspech; erster Stuhl eines Neugeborenen

Melaena	Teerstuhl
Menarche	erste Regelblutung
Meningen *(pl.)*	Hirn- bzw. Rückenmarkshäute
Meningitis	Hirnhautentzündung
Meningoenzephalitis	Hirnhaut- und Hirnentzündung
Menopause	Aufhören der Regelblutung in den Wechseljahren
Menorrhagie	verlängerte Regelblutung
Menstruation (*Abk.* Menses)	Regelblutung
Mentor	praktischer Ausbilder in der Pflege; (☞ Tutor)
Mentum	Kinn
Mesenchym	embryonales Bindegewebe
Mesenterium	Gekröse; Aufhängeband des Jejunum und Ileum
Mesh graft *(engl.)*	Maschen-Hauttransplantat
metabolisch	stoffwechselbedingt
Metabolismus	Stoffwechsel
Metastasen *(pl.) (syn.* Filiae)	Tochtergeschwülste
Meteorismus	übermäßige Gasansammlung im Darm
mikro-	*Wortteil mit der Bedeutung* klein
Mikrohämaturie	Ausscheiden kleinster, mit dem Auge nicht sichtbarer Blutmengen im Urin
Mikroorganismen/ Mikroben *(pl.)*	mit bloßem Auge nicht sichtbare kleinste Lebewesen

mikroskopisch	mit dem Mikroskop erkennbar
Miktion	Wasserlassen
Miosis	Pupillenverengung
Mischinfektion	Besiedlung mit verschiedenen Erregerarten
Miserere	Koterbrechen
Missed abortion *(engl.)*	verhaltene Fehlgeburt
mite	schwach
Mitralinsuffizienz	Schlussunfähigkeit der Mitralklappe
Mitralstenose	Verengung der Mitralklappe
mobil	beweglich
Mobilisation	körperliche Aktivierung
Monitoring *(engl.)*	kontinuierliche EKG-Überwachung über einen Bildschirm
mono-	*Wortteil mit der Bedeutung* einzeln
Monoplegie	Lähmung einer Extremität
Monosaccharid	Einfachzucker
Mons pubis	Schamberg
Morbilli *(pl.)*	Masern
Morbus (M.)	Krankheit
Morphologie	Lehre von der Körper- und Organform und -struktur
Motorik	Bewegung
motorisch	die Bewegung betreffend
Muko- *(präf./gr.)*	*Wortteil mit der Bedeutung* Schleim
mukolytisch	schleimlösend
Mukolytika *(pl.)*	schleimlösende Medikamente

Mukosa	Schleimhaut
multi- *(lat.)*	*Wortteil mit der Bedeutung* viel
multimorbid	an mehreren Krankheiten erkrankt
multipel	vielfach
Musculus (M.)	Muskel
M. biceps brachii	zweiköpfiger Oberarmmuskel
M. biceps femoris	zweiköpfiger Oberschenkelmuskel
M. deltoideus	Deltamuskel
M. glutaeus maximus	großer Gesäßmuskel
M. latissimus dorsi	breiter Rückenmuskel
Mm. abdominis *(pl.)*	Bauchmuskeln
M. pectoralis major	großer Brustmuskel
M. quadriceps femoris	vierköpfiger Oberschenkelmuskel
M. serratus anterior	vorderer Sägemuskel
M. sternocleidomastoideus	Kopfwendermuskel
M. teres major	großer Rundmuskel
M. trapezius	Kapuzenmuskel
M. triceps brachii	dreiköpfiger Oberarmmuskel
Muskeltonus	Spannungszustand der Muskeln
Mutation	Änderung der Erbanlage
Myalgie	Muskelschmerz
Myasthenie	krankhafte Muskelschwäche
Mydriasis	Pupillenerweiterung
Mydriatikum	pupillenerweiterndes Arzneimittel

Myelitis	Rückenmarksentzündung
myeloisch	das Knochenmark betreffend
Mykose	Pilzerkrankung
Myokard	Herzmuskel
Myokardinfarkt	Herzinfarkt
Myokarditis	Herzmuskelentzündung
Myom	gutartiger Muskeltumor
Myometrium	Muskelschicht der Gebärmutterwand
Myopie	Kurzsichtigkeit
Myxödem	teigige Hautschwellung bei Schilddrüsenunterfunktion

N

Naevus	Muttermal
nativ	unverändert

Nausea	Übelkeit
Neglect	Halbseiten-Unaufmerksamkeit
Nekrose	örtlicher Gewebstod
neo- *(präf./gr.)*	*Wortteil mit der Bedeutung* neu
neonatal	das Neugeborene betreffend
Neonatologie	Neugeborenenmedizin
Neoplasma	Gewebeneubildung
Nephr(o)- *(präf./gr.)*	*Wortteil mit der Bedeutung* Niere
Nephrektomie	operative Entfernung einer Niere
Nephritis	Nierenentzündung
Nephrolithiasis	Nierensteinkrankheit
Nephrologie	Nierenheilkunde
Nephropathie	Nierenkrankheit
Nervus (N.)	Nerv
N. facialis	Gesichtsnerv
N. vagus (*Abk.* Vagus)	X. Hirnnerv
Neur(o)- *(präf./gr.)*	*Wortteil mit der Bedeutung* Nerven
Neuralgie	Nervenschmerzen
Neuritis	Nervenentzündung
Neuroglia (*syn.* Glia)	Zwischengewebe des Zentralnervensystems
Neurohypophyse	Hinterlappen der Hirnanhangdrüse
Neurologe	Nervenarzt
Neurologie	Lehre von den Nerven und Nervenkrankheiten
Nidation	Einnisten des befruchteten Eis in die Gebärmutter

Niereninsuffizienz	Nierenschwäche
Nodus	Knoten
Nodus lymphaticus	Lymphknoten
non	nicht
nonverbal	nicht mündlich; nicht über die Sprache
Normurie	normale Urinausscheidung (1–1,5 l/24 h)
Nosokomiale Infektion	im Krankenhaus erworbene Infektion
Noxe	schädigende Ursache
Nucleus	Kern
nüchtern	nicht essen, nicht trinken, nicht rauchen, kein Kaugummi kauen, kein Bonbon lutschen
Nullipara	Frau, die noch kein Kind geboren hat
nutritiv	Ernährung betreffend
Nykturie	vermehrtes nächtliches Wasserlassen
Nystagmus	Augenzittern

O

Obduktion	Leichenöffnung
obligat(orisch)	unerlässlich; erforderlich
obsolet	veraltet
Obstipation	Verstopfung
Obstruktion	Verschluss oder Verlegung eines Hohlorgans
obstruktiv	verengend
occult/okkult	verborgen
Oculus	Auge
Ödem	krankhafte Flüssigkeitsansammlung im Gewebe
Ösophagitis	Speiseröhrenentzündung
Ösophagus	Speiseröhre
Ösophagusvarizen	Erweiterungen d. Speiseröhrenvenen
Ösophagusvarizenblutung	Blutung aus einer erweiterten Speiseröhrenvene
Olekranon	Ellenbogenspitze
olig(o)- *(präf./gr.)*	*Wortteil mit der Bedeutung* wenig; gering
Oligomenorrhoe	zu seltene Regelblutung
Oligurie	verminderte Harnproduktion (<500 ml/24 h)
Onkologie	Lehre von den Tumoren
Oophoritis	Eierstockentzündung

Ophthalmologe	Augenarzt
Ophthalmologie	Augenheilkunde
oral	durch/über den Mund
Orbita	Augenhöhle
Orchiektomie	operative Entfernung des Hodens
Orchis	☞ Testis
Orchitis	Hodenentzündung
ortho- *(präf./gr.)*	*Wortteil mit der Bedeutung* gerade; richtig; aufgerichtet
Orthopädie	Lehre von den Krankheiten des Bewegungsapparates
Orthopnoe	stärkste Atemnot
Orthostase	aufrechte Körperhaltung
Orthostase-Syndrom	Kreislaufkollaps, hervorgerufen durch Aufstehen
Os *(poly.)*	1. Knochen 2. Mund
Os coxae	Hüftbein
Os ilium	Darmbein
Os ischii	Sitzbein
Osmolarität	Menge der gelösten Teilchen pro Liter Wasser (Osmol/l)
Os nasale	Nasenbein
Os naviculare	Kahnbein (Fußwurzelknochen)
Os pubis	Schambein
Os sacrum	Kreuzbein
ossär	den Knochen betreffend

Os scaphoideum	Kahnbein (Handwurzelknochen)
Os temporale	Schläfenbein
Ost(eo)- *(präf./gr.)*	*Wortteil mit der Bedeutung* Knochen
Osteomalazie	Knochenerweichung
Osteomyelitis	Knochenmarksentzündung
Osteoporose	Knochenschwund
Osteosynthese	operatives Zusammenfügen von Knochenbruchstücken
Osteotomie	operative Durchtrennung von Knochen
Otitis	Ohrenentzündung
Otitis media	Mittelohrentzündung
Otoskop	Ohrenspiegel
Ovar	Eierstock
Ovarialinsuffizienz	ungenügende Funktion des/der Eierstöcke
Ovulation	Eisprung
Ovulationshemmer	Medikamente, die den Eisprung unterdrücken (Antibabypille)

P

Pacemaker *(engl.)*	Herzschrittmacher
Pädiater	Kinderarzt
Pädiatrie	Kinderheilkunde
palliativ	lindernd (ohne zu heilen)
Palmarerythem	Rötung der Handinnenflächen
palpabel	tastbar
Palpation	Untersuchung durch Betasten
palpatorisch	tastend
Palpebra	Augenlid
pan- *(präf./gr.)*	*Wortteil mit der Bedeutung* ganz; alles
Panaritium	eitrige Entzündung an Finger oder Zehe
Pandemie	länder- und kontinentübergreifende Ausbreitung einer Infektionskrankheit
Pankreas	Bauchspeicheldrüse
Pankreatitis	Bauchspeicheldrüsenentzündung
Papille / Papilla	warzenartige Erhebung
para- *(präf./gr.)*	*Wortteil mit der Bedeutung* neben
paradox	widersinnig
Paralyse	vollständige Lähmung
Parameter	Messgröße
Paraphimose	Verengung der zurückgestreiften Vorhaut

Paraplegie	symmetrische Lähmung (z. B. Lähmung beider Beine)
Parasiten *(pl.)*	Lebewesen, die auf Kosten anderer Organismen leben (sog. Schmarotzer)
paravenös	neben der Vene
paravertebral	neben der Wirbelsäule
Parazentese	Schnitt durch das Trommelfell
Parenchym	spezifische Zellen eines Organs
parenteral	unter Umgehung des Magen-Darm-Trakts
Parenterale Ernährung	Ernährung unter Umgehung des Magen-Darm-Trakts (über Infusionen)
Parese	unvollständige Lähmung
Parodontose	Zahnfleischschwund
Parotis	☞ Glandula parotis
Parotitis	Entzündung der Ohrspeicheldrüse
paroxysmal	anfallsartig auftretend
partial/partiell	teilweise
Partus	Geburt
passager	vorübergehend
Paste	Salbe von zäher Konsistenz
Patella	Kniescheibe
Patellektomie	operative Entfernung der Kniescheibe
patho- *(präf./gr.)*	*Wortteil mit der Bedeutung* krank
pathogen	krankheitserregend

Pathogenese	Krankheitsentstehung
Pathologie	Lehre von den Krankheiten
pathologisch	krankhaft
pathologische Fraktur	☞ Spontanfraktur
Pathophysiologie	Lehre von den krankhaften Körperfunktionen
Pectus	Brust
Pel-Ebstein-Fieber	schwankendes Fieber bei Lymphogranulomatose
Pelvis	Becken
Pelviskopie	Spiegelung des Beckenraumes
Pelvis renalis	☞ Pyelon
Pen	schreibstiftförmige Mehrweg-Insulinspritze
Penetration	Durchdringung
-penie *(suff./gr.)*	*Wortteil mit der Bedeutung* Mangel
Perforation	Durchbruch
Perfusion	Durchströmung
peri- *(präf./gr.)*	*Wortteil mit der Bedeutung* die Umgebung betreffend
Perikard	Herzbeutel
Perikarditis	Herzbeutelentzündung
Perimetrie	Bestimmung der Gesichtsfeldgröße
Perineum	Damm
Periost	Knochenhaut
peripher	außen; am Rand gelegen

Peripherie	Randgebiet
Peristaltik	Bewegung von Hohlorganen zum Weitertransport des Inhalts (z. B. Magenperistaltik zur Beförderung des Speisebreis)
Peritoneum	Bauchfell
Peritonitis	Bauchfellentzündung
Perkussion	Untersuchung durch Beklopfen
perkutan	durch die Haut
permanent	dauernd; anhaltend
permeabel	durchlässig
peroral/per os	über den Mund
Perspiratio	Wasserverlust über Haut (schwitzen) und Lunge (abatmen)
pertrochantär	durch den großen Rollhügel
Pertussis	Keuchhusten
Pes	Fuß
Petechien *(pl.)*	kleine, punktförmige Hautblutungen
Phalanx *(sg.)* Phalangen *(pl.)*	Finger- bzw. Zehenglied
Phantomschmerz	Schmerzen in einem nicht mehr vorhandenen Körperteil
Pharmakologie	Arzneimittellehre
Pharmakon	Arzneimittel
Pharyngitis	Rachenentzündung
Pharynx	Rachen
Phimose	Verengung der Vorhaut

Phleb- *(präf./gr.)*	*Wortteil mit der Bedeutung* Vene
Phlebitis	Venenentzündung
Phlebographie	Röntgen-Kontrastmittel-Darstellung der Venen
Phlebothrombose	Blutgerinnselbildung in einer Vene
Phlegmone	flächenhaft fortschreitende, eitrige Entzündung
Phobie	Zwangsangst (z. B. Platzangst)
Phonation	Stimmbildung
Physiologie	Lehre von den normalen Lebensvorgängen und menschlichen Körperfunktionen
physiologisch	normal; der Gesundheit entsprechend
Phytotherapie	Behandlung mit pflanzlichen Mitteln
Planta	Fußsohle
Plantarflexion	Beugung in Richtung Fußsohle
Plasma	flüssiger, fibrinogenhaltiger Blutanteil
Plazebo	Scheinmedikament
Plazenta	Mutterkuchen
-plegie *(suff./gr.)*	*Wortteil mit der Bedeutung* Lähmung
Pleura	Brustfell
Pleuraerguss	Flüssigkeitsansammlung im Brustfellraum
Pleuraspalt	Raum zwischen den beiden Pleurablättern

Pleuritis	Brustfellentzündung
Plexus	Geflecht (Gefäß- oder Nervengeflecht)
Plica	Falte
Pneum- *(präf./gr.)*	*Wortteil mit der Bedeutung* a) Lunge b) Luft
Pneumektomie	operative Entfernung eines Lungenflügels
Pneumonie	Lungenentzündung
Pneumothorax	Ansammlung von Luft im Pleuraspalt
Podagra	Gicht im Großzehengrundgelenk
-poese *(suff./gr.)*	*Wortteil mit der Bedeutung* Bildung
Poliomyelitis	spinale Kinderlähmung
Pollakisurie	häufiges Wasserlassen kleiner Mengen
poly- *(präf./gr.)*	*Wortteil mit der Bedeutung* viel
Polyarthritis	Entzündung mehrerer Gelenke
Polydipsie	krankhaft gesteigertes Durstgefühl
Polyglobulie	erhöhte Erythrozytenzahl
Polymenorrhoe	zu häufige Regelblutung von normaler Stärke und Dauer
Polyp	gestielter, gutartiger Schleimhauttumor
Polyposis	Vorhandensein mehrerer Polypen
Polytrauma	lebensbedrohliche Mehrfachverletzung
Polysaccharid	Vielfachzucker

Polyurie	erhöhte Harnausscheidung (> 3000 ml/24 h)
Population	Bevölkerung
Port *(engl.)*	dauerhaft implantierter zentraler Venenkatheter
portal	die Pfortader betreffend
portale Hypertonie	Pfortaderhochdruck
Portio	in die Scheide ragender Teil der Gebärmutter
Portokavaler Shunt	künstlich hergestellte Kurzschlussverbindung zwischen Pfortader und unterer Hohlvene
post- *(präf./lat.)*	*Wortteil mit der Bedeutung* nach
posterior	hinterer
postoperativ	nach der Operation
postpartal/post partum	nach der Geburt
postprandial	nach der Mahlzeit
prä- *(präf./lat.)*	*Wortteil mit der Bedeutung* vor
Präkanzerose	Krebsvorstufe
Prämedikation	Arzneimittelgabe vor einer Narkose
prämenstruell	vor der Regelblutung
pränatal	vor der Geburt
präoperativ	vor der Operation
Prävention	Vorbeugung (im weiteren Sinn)
präventiv	vorbeugend
Preload *(engl.)*	Vorlast
Presby-	*Wortteil mit der Bedeutung* Alters-

Presbyakusis	Altersschwerhörigkeit
Presbyopie	Altersweitsichtigkeit
primär	zuerst; anfänglich
Primäraffekt	erstes Zeichen einer Infektionskrankheit
primär-chronische Polyarthritis (PCP)	rheumatische Gelenkentzündung
Primipara	Erstgebärende
Procedere	Verfahrensweise
Processus	Fortsatz
Processus xiphoideus	Schwertfortsatz des Brustbeins
Prodromalstadium	Vorläuferstadium einer Infektionskrankheit
profundus	tief
Prognose	Beurteilung des voraussichtlichen Krankheitsverlaufs
progredient	fortschreitend
Proktologie	Lehre von den Mastdarm- und Afterkrankheiten
Prolaps	Vorfall; Heraustreten von inneren Organen
Pronation	Einwärtsdrehung von Hand und Fuß
prophylaktisch	vorbeugend
Prophylaxe	Vorbeugung (im engeren Sinn)
Prosektur	Leichenhalle eines Krankenhauses
Prostata	Vorsteherdrüse

Prostatektomie	operative Entfernung der Vorsteherdrüse
Prostatitis	Entzündung der Vorsteherdrüse
Protein	Eiweiß
Proteinurie	Ausscheiden von Eiweiß mit dem Harn
Prothese	künstlicher Ersatz eines Körperteils
proximal	näher bei der Rumpfmitte
Pruritus	Juckreiz
Pseudarthrose	Falschgelenk
pseud(o)- *(präf./gr.)*	*Wortteil mit der Bedeutung* falsch; unecht
Psoriasis	Schuppenflechte
Psyche	Seele
Psychiatrie	Seelenheilkunde
psychogen	seelisch bedingt
Psychologie	Wissenschaft von der Seele
Psychose	Geisteskrankheit
Ptosis	Herabhängen des Oberlids
Pubertät	Zeit der eintretenden Geschlechtsreife
Puerperalfieber	Wochenbettfieber
Puerperium	Wochenbett
Pulmo	Lunge
pulmonalis/pulmonal	die Lunge betreffend; zur Lunge gehörend

Puls	rhythmische Ausweitung der Arterien infolge der Druckwelle des Blutes
Pulsdefizit	Differenz zwischen Herzfrequenz und peripherer Pulsfrequenz
Pulvis	Pulver
Punktat	mit einer Hohlnadel entnommenes Gewebe oder Flüssigkeit
Punktion	Gewebe- oder Flüssigkeitsentnahme mit einer Hohlnadel
Purpura	kleinflächige Hautblutungen
purulent	eitrig
Pus	Eiter
Pustel	Eiterbläschen; Pickel
Pyelitis	Nierenbeckenentzündung
Pyelogramm	Röntgen-Kontrastmittel-Darstellung der Harnwege
Pyelon (*syn.* Pelvis renalis)	Nierenbecken
Pylorus	Magenausgang; Pförtner
Py(o)- *(präf./gr.)*	*Wortteil mit der Bedeutung* Eiter
pyrogen	Fieber erzeugend
Pyrogene *(pl.)*	fiebererzeugende Stoffe
Pyurie	eiterhaltiger Urin

Q

Quarantäne	befristete Abschirmung infektiöser/infektionsverdächtiger Personen

R

Rachitis	Vitamin-D-Mangel-Krankheit
radialis	zur Speiche (Radius) gehörend
Radiatio	Bestrahlung
Radiologie *(poly.)*	1. Strahlenkunde 2. Röntgenlehre; Röntgenabteilung
Radius	Speiche
Ramus	Ast

re- *(poly.)*	*Wortteil mit der Bedeutung* 1. zurück 2. wieder
Reanimation	Wiederbelebung
Refertilisierung	operative Wiederherstellung der Fruchtbarkeit
Reflux	Rückfluss
Refluxösophagitis	Speiseröhrenentzündung durch Rückfluss von Mageninhalt
Regurgitation	Zurückströmen von Speisen in den Mund
Rehabilitation (*Abk.* Reha)	Maßnahmen zur Wiedereingliederung
Rekonvaleszenz	Genesung
rektal	den Mastdarm betreffend
Rektoskop	Instrument zur Mastdarmspiegelung
Rektoskopie	Mastdarmspiegelung
Rektum	Mastdarm
Rektusdiastase	Auseinanderweichen der geraden Bauchmuskeln
Relaxans	Mittel zur Entspannung (muskulär oder seelisch)
Relaxierung/Relaxation	Entspannung; Erschlaffung
REM-Phase *(engl.)*	Schlafstadium mit schnellen Augenbewegungen (**r**apid **e**ye **m**ovements)
Remission	vorübergehendes Nachlassen der Krankheitssymptome
Ren	Niere

renal	die Niere betreffend
reponibel	zurückbringbar; einrichtbar
Reposition	Wiedereinrichtung von Knochenbrüchen, Eingeweidebrüchen oder Verrenkungen
Re-Sectio	erneuter Kaiserschnitt
Resektion	operative Entfernung eines Organs
Resistenz *(poly.)*	1. Widerstandsfähigkeit gegenüber Ansteckungen 2. Widerstandsfähigkeit von Bakterien gegenüber Antibiotika
Resorption	Stoffaufnahme
Ressourcen	alle noch vorhandenen Fähigkeiten des Patienten
Respiration	Atmung
respiratorisch	die Atmung betreffend
Restharn	Harnmenge, die nach dem Wasserlassen in der Blase zurückbleibt
retard	verzögert wirkend (Medikamente)
Retention	Zurückhaltung
Retikulozyten *(pl.)*	Vorstufe der roten Blutkörperchen
Retikulozytose	vermehrte Anzahl der Retikulozyten
Retina	Netzhaut des Auges
retro- *(präf./lat.)*	*Wortteil mit der Bedeutung* zurück; hinter
retrograde Amnesie	Gedächtnislücke vor dem verursachenden Ereignis
retroperitoneal	hinter dem Bauchfell
reversibel	umkehrbar

Rezeptor	Reizempfänger
Rezidiv	Rückfall; erneuter Krankheitsausbruch
rezidivierend	wiederkehrend
Rhagade	Schrunde; Hauteinriss
Rhinitis	Schnupfen
Rigor	erhöhte Grundspannung der Muskulatur
Risus sardonicus	Starre der Gesichtsmuskulatur bei Wundstarrkrampf (sog. sardonisches Grinsen)
Röntgenleeraufnahme	Röntgenaufnahme ohne Kontrastmittel
Rooming-in *(engl.)*	gemeinsame Unterbringung von Mutter und Kind im Krankenhaus
Rotation	Drehung
Rubeola	Röteln
Rubor	Rötung
Rudiment	verkümmerter Überrest
Ruptur	Zerreißung

S

Saccharose	Rohrzucker
sakral	zum Kreuzbein gehörend
Salpingitis	Eileiterentzündung
Salpinx	Eileiter
Sanierung	Beseitigung eines Krankheitsherds
Sarkom	bösartige mesenchymale Geschwulst
Scabies	Krätze
Scapula	Schulterblatt
Scarlatina	Scharlach
Schizophrenie	Bewusstseinsspaltung
Seborrhoe	gesteigerte Talgabsonderung
Sebostase	verminderte Talgabsonderung
Sebum	Talg
Sectio caesarea (*Abk.* Sectio)	Kaiserschnitt
Sedativa (*pl.*)	Beruhigungsmittel
sedieren	medikamentös beruhigen
Sediment	Bodensatz
Segment	Abschnitt
Sekret (*poly.*)	1. Drüsenabsonderung 2. Wundabsonderung
Sekretion	Absonderung
Sektion	Leichenöffnung

sekundär	an zweiter Stelle; nachfolgend
Sella turcica	Türkensattel
semi- *(präf./lat.)*	*Wortteil mit der Bedeutung* halb
semipermeabel	halbdurchlässig
SEM-Phase *(engl.)*	Einschlafphase mit langsamen Augenbewegungen (**s**low **e**ye **m**ovements)
senil	greisenhaft
Senium	Greisenalter
Sepsis	Blutvergiftung
Septum	Scheidewand
serös	aus Serum bestehend; serumartig
Serum *(syn.* Blutserum)	flüssiger, fibrinogenfreier Blutanteil
sexuell	geschlechtlich
sezernieren	absondern
Shunt *(engl.)*	Kurzschlussverbindung zwischen Blutgefäßen
siamesische Zwillinge	Zwillinge, die an einer Stelle miteinander verwachsen sind
siccus/sicca	trocken
Sigma	☞ Colon sigmoideum
signifikant	bedeutend; wesentlich
Silikose	Quarzstaublunge
simplex	einfach
Simulation	Vortäuschung einer Krankheit
simultan	gleichzeitig

Simultanimpfung (*poly.*)	1. gleichzeitige Impfung mit Antigenen und Antikörpern 2. gleichzeitige Impfung gegen mehrere Krankheiten
Singultus	Schluckauf
sinister / sinistra	links, linke(r)
Sinusitis	Nasennebenhöhlenentzündung
Skalpell	Operationsmesser
skandierende Sprache	abgehackte Sprache
Skelett	Knochengerüst
Sklera	Lederhaut des Auges
Sklerose	Verhärtung von Geweben oder Organen
Skoliose	seitliche Verbiegung der Wirbelsäule
-skopie (*suff./gr.*)	*Wortteil mit der Bedeutung* Spiegelung
Skorbut	Vitamin-C-Mangel-Krankheit
Skrotum	Hodensack
Sole	kochsalzhaltiges Wasser (Anteil von NaCl > 15 g/l)
solidus / solida	fest
solitär	einzeln
Soma	Körper
somatisch	körperlich
Somnolenz	krankhafte Schläfrigkeit
Sonde	Instrument oder Schlauch zum Einführen in Körperhöhlen
Sonographie (*Abk.* Sono)	Ultraschalluntersuchung

Soor	Pilzbefall
Spasmus	Krampf
Spastik	stark erhöhte Muskelspannung
spastisch	mit starker Erhöhung der Muskelspannung
Spekulum	Instrument zur Betrachtung von Körperöffnungen
Sperma	Samenflüssigkeit
Spermium (*sg.*) Spermien (*pl.*)	reife männliche Keimzelle(n)
Sphinkter	Schließmuskel
Spider naevus (*engl.*)	kleine, sternförmige Gefäßerweiterung in der Haut
Spiegel	Gehalt einer bestimmten Substanz im Blut
Spina	Knochenstachel
Spina iliaca anterior superior	vorderer oberer Darmbeinstachel
spinal	das Rückenmark betreffend
Spirometrie	Messung der Atemgrößen
Splen (*syn.* Lien)	Milz
Splenektomie	operative Entfernung der Milz
Splenomegalie	Milzvergrößerung
Spondylitis	Wirbelentzündung
Spongiosa	Bälkchenknochen
spontan	von selbst entstanden
Spontanfraktur (*syn.* pathologische Fraktur)	Knochenbruch ohne oder bei nur geringfügigem äußeren Einfluss

Sputum (*syn.* Expektoration)	Auswurf
Stärke	in Pflanzen vorkommender Vielfachzucker
Staging (*engl.*)	Stadieneinteilung bösartiger Tumoren
Status	Zustand
Status asthmaticus	schwerer, lang anhaltender Asthma bronchiale-Anfall
Steatorrhoe	Fettstuhl
Stenose	Verengung
Stent (*engl.*)	rohrförmiges Drahtgeflecht zum Offenhalten von Hohlorganen
steril (*poly.*)	1. keimfrei 2. unfruchtbar
sterilisieren (*poly.*)	1. keimfrei machen 2. unfruchtbar machen
Sterilität (*poly.*)	1. Keimfreiheit 2. Unfruchtbarkeit
Sternum	Brustbein
Stoma/-stomie	operativ angelegte Öffnung eines Hohlorgans nach außen
Stomatitis	Entzündung der Mundschleimhaut
Strabismus	Schielen
Striae (*pl./poly.*)	1. Streifen; Dehnungsstreifen 2. Schwangerschaftsstreifen
Stridor	pfeifendes Atemgeräusch
Striktur	Verengung eines Kanals
Stripping (*engl.*)	operatives Herausziehen einer Krampfader

Stroke Unit *(engl.)*	Schlaganfallstation
Struma	Kropf; Schilddrüsenvergrößerung
Strumektomie	operatives Entfernen der Schilddrüsenvergrößerung
Stupor	geistige und körperliche Erstarrung
stuporös	geistig und körperlich erstarrt
sub- *(präf./lat.)*	*Wortteil mit der Bedeutung* unter
Subcutis	Unterhautfettgewebe
subfebrile Temperatur	erhöhte Körpertemperatur (bis 38 °C)
subkutan	unter die/unter der Haut
sublingual	unter der Zunge
submandibular	unter dem Unterkiefer
submukös	unter der Schleimhaut
substituieren	ersetzen
Substitution	Ersetzung
Sudor	Schweiß
Suffizienz	genügende Leistung eines Organs
Suizid	Selbsttötung
super- *(präf./lat.)*	*Wortteil mit der Bedeutung* über
superficialis	oberflächlich
Superficies	Oberfläche
Superinfektion	erneute Infektion mit einem anderen Keim
superior	weiter oben gelegen
Supination	Auswärtsdrehung von Hand und Fuß
Suppositorium	Zäpfchen

Suppression	Unterdrückung
supra- *(präf./lat.)*	*Wortteil mit der Bedeutung* oberhalb; über
suspekt	verdächtig
Symbiose	Zusammenleben verschiedener Organismen zu gegenseitigem Nutzen
Sympatholytika *(pl.)*	Medikamente, die den Sympathikus hemmen (z. B. β-Rezeptorenblocker)
Symphyse	Schambeinfuge
Symptom	Krankheitszeichen
symptomatische Behandlung	Behandlung der Krankheitszeichen, nicht aber der Ursache
Syndrom	Gruppe von Krankheitszeichen
Synergist	gleichsinnig wirkendes Organ oder Medikament
synergistisch	zusammenwirkend; verstärkend
Synkope	kurze Bewusstlosigkeit
Synonym	sinnverwandtes Wort
Synovia	Gelenkschmiere
Synthese	Zusammenfügung
Syphilis	Lues (meldepflichtige Geschlechtskrankheit)
Systole	Phase, in der sich der Herzmuskel zusammenzieht und sich die Kammern entleeren

T

Tachy-/tachy- *(präf./gr.)*	*Wortteil mit der Bedeutung* schnell; beschleunigt
Tachyarrhythmie	schneller, unregelmäßiger Puls
Tachykardie	schneller Puls (>100/min)
Tachypnoe	beschleunigte Atmung
Taenia *(pl.)*	1. Längsmuskelbänder des Dickdarms 2. Bandwurm
taktil	den Tastsinn betreffend
Talus	Sprungbein
Tamponade *(poly.)*	1. ausstopfender Verband zur Blutstillung 2. Herzbeuteltamponade
Telencephalon	Endhirn
temporär	vorübergehend
Tendo	Sehne
Tendovaginitis	Sehnenscheidenentzündung
Tenesmus	schmerzhafter Stuhl- oder Harndrang
teratogen	Missbildungen erzeugend
terminal	☞ final
tertiär	an 3. Stelle
Testis (*syn.* Didymus, Orchis)	Hoden

Testosteron	wichtigstes männliches Sexualhormon
Tetanus	Wundstarrkrampf
tetra	vier
Tetraplegie	Lähmung aller vier Gliedmaßen
therapeutisch	die Krankenbehandlung betreffend
Therapie	Maßnahmen zur Behandlung einer Krankheit
Thiamin	Vitamin B$_1$
Thorakotomie	operative Eröffnung des Brustkorbs
Thorax	Brustkorb
Thrombopenie	Mangel von Blutplättchen
Thrombose	Blutgerinnselbildung in einem Blutgefäß
Thrombozyten *(pl.)* *(Abk.* Thrombos)	Blutplättchen
Thrombozytenaggregation	Zusammenballung von Blutplättchen
Thrombozytose	vermehrte Anzahl der Blutplättchen
Thrombus	Blutgerinnsel in einem Blutgefäß
Thyreoidea	☞ Glandula thyreoidea
Thyreoiditis	Schilddrüsenentzündung
Thyreostatika *(pl.)*	Mittel zur Hemmung der Schilddrüsenfunktion
Tibia	Schienbein
Tic	nicht unterdrückbares Muskelzucken, besonders im Gesicht

Toilette *(poly./franz.)*	1. WC 2. Körperwaschung 3. ☞ Wundtoilette 4. ☞ Bronchialtoilette
Tokolyse	Wehenhemmung
-tomie	*Wortteil mit der Bedeutung* Schnitt
Tomogramm	Schichtaufnahme
Tonsillektomie	operative Entfernung der Gaumenmandeln
Tonsillen *(pl.)*	Mandeln
Tonsillitis	☞ Angina
Tonus	Spannung
Tophus	Knoten (z. B. Gichtknoten)
total	vollständig; ganz
Toxikologie	Lehre von den Giften und deren Wirkungen
toxisch	giftig
Trachea	Luftröhre
Tracheomalazie	Luftröhrenerweichung
Tracheostoma	operativ angelegte Öffnung der Luftröhre nach außen
Tracheotomie	Luftröhrenschnitt
trans- *(präf./lat.)*	*Wortteil mit der Bedeutung* durch
Transfusion	Blutübertragung
transitorisch	vorübergehend
Transmitter	Überträgerstoff (z. B. Acetylcholin)
Transpiration	Schwitzen
Transplantation	Organverpflanzung

Transsudat	nicht entzündlicher Erguss
transurethral	durch die Harnröhre
Trauma	körperliche oder seelische Verletzung; Gewalteinwirkung
traumatisch	verletzend; durch Verletzung bedingt
Tremor	Zittern
Trendelenburg-Lage	Schocklagerung
Trepanation	operative Anbohrung der Schädeldecke
Trias	Gruppe von drei Krankheitszeichen
Trimenon	Zeitraum von 3 Monaten (Schwangerschaft)
Trismus	Kaumuskelkrampf
Trochanter major	großer Rollhügel
-trop *(suff./gr.)*	*Wortteil mit der Bedeutung* auf etwas wirkend
Troph- *(präf./gr.)* -troph *(suff./gr.)*	*Wortteile mit der Bedeutung* Ernährung
Truncus	Stamm
Tuba	Röhre
Tuba auditiva	Eustachische Röhre (Ohrtrompete)
Tubargravidität	Eileiterschwangerschaft
Tuba uterina	Eileiter
Tuberculum	Höcker; Knötchen
Tuberkelbakterien *(pl.)*	Erreger der Tuberkulose
Tuberkulostatikum	Arzneimittel gegen Tuberkulose
Tubus	Röhre (z. B. zum Beatmen)

Tumor	Geschwulst
Turgor	Gewebsspannung
Tussis	Husten
Tutor *(poly.)*	1. praktischer Ausbilder in der Pflege (*syn.* Mentor) 2. Knie-Hülsenverband aus Kunststoff/Gips

U

Ulcus *(sg.)* Ulcera *(pl.)*	Geschwür
Ulcus cruris	Unterschenkelgeschwür
Ulcus duodeni	Zwölffingerdarmgeschwür
Ulcus ventriculi	Magengeschwür
Ulna	Elle
Umbilicus	Nabel

undulierend	wellenförmig
Unguentum	Salbe
Urämie	Anhäufung von harnpflichtigen Stoffen im Blut (sog. Harnvergiftung)
Ureter	Harnleiter
Urethra	Harnröhre
Urethritis	Entzündung der Harnröhre
Urologie	Lehre von den Krankheiten der Harn- und der männlichen Geschlechtsorgane
Urometer	Messgerät zur Bestimmung des spezifischen Gewichts von Urin
Urostomie	künstlich hergestellte Urinfistel
Urtikaria	Nesselsucht
Uterus	Gebärmutter

V

Vagina	Scheide
Vaginitis	Scheidenentzündung
Vagus	☞ Nervus vagus
Vakuum-Extraktion	Saugglocken-Entbindung
Vakzination	Impfung
Vakzine	Impfstoff
Validation	Methode für den Umgang mit Verwirrten
Valva	Klappe
Varikosis/Varikose	ausgedehnte Krampfaderbildung
Varikozele	Krampfadern im Hodenbereich
Variola	Pocken
Varizellen *(pl.)*	Windpocken
Varizen *(pl.)*	erweiterte geschlängelte Venen (sog. Krampfadern)
Vas	(Blut-) Gefäß
vaskulär	(Blut-) Gefäße betreffend
Vasodilatation	Gefäßerweiterung
Vasokonstriktion	Gefäßverengung
Vena (V.)	Vene; Blutader; ein zum Herzen führendes Blutgefäß
V. cava inferior	untere Hohlvene
V. cava superior	obere Hohlvene
V. jugularis	Drosselvene

V. portae	Pfortader
V. umbilicalis	Nabelvene
Venae pulmonales *(pl.)*	Lungenvenen
Venter *(poly.)*	1. Bauch 2. Muskelbauch
ventral	bauchseitig gelegen
Ventrikulus/Ventrikel *(poly.)*	1. Kammer (Herz-/Hirnkammer) 2. Magen
verbal	mündlich; die Sprache betreffend
Vernix caseosa (*Abk.* Vernix)	Käseschmiere (auf der Haut des Neugeborenen)
Verruca	Warze
Verschlussikterus	Gelbsucht infolge Galleabflussbehinderung in den Gallenwegen
Vertebra	Wirbel
Vertigo	Schwindel
Vesica urinaria	Harnblase
Vesica fellea	Gallenblase
Vigilanz	Wachheit
viral	durch Viren bedingt
Virämie	Vorhandensein von Viren im Blut
Virgo intacta (*Abk.* Virgo)	Jungfrau
virilisierend	vermännlichend
Virulenz	Giftigkeit; Infektionskraft der Krankheitserreger
viruzid	virenabtötend
Visite	Krankenbesuch des Arztes

Viskosität	Zähflüssigkeit
Vita	Leben
Vitium	Fehler
Vitium cordis	Herzfehler
Vola manus	Handfläche
volaris/volar	zur Hohlhandseite gehörend
Volvulus	Darmverschlingung
Vomitus	☞ Emesis
Vulva	äußere weibliche Geschlechtsteile

W – X – Y

Wehen *(pl.)*	Gebärmutterzusammenziehungen
Workaholic *(engl.)*	Arbeitssüchtiger

Wundtoilette	Wundreinigung

Z

Zahnradphänomen	ruckartige Bewegungen bei Morbus Parkinson
zentral	das Gehirn betreffend
zerebral/cerebral	das Gehirn betreffend
Zerumen	Ohrenschmalz
Zervix	☞ Cervix
-zid *(suff./lat.)*	*Wortteil mit der Bedeutung* abtötend
Zilien *(pl.)*	Wimpern
Zirkumzision	Beschneidung (der Vorhaut des Penis)
Zirrhose	Verhärtung und Schrumpfung eines Organs (Leber)

Zoonosen *(pl.)*	von Tieren auf Menschen übertragbare Infektionskrankheiten
Zyanose	Blaufärbung der Haut und Schleimhaut aufgrund von Sauerstoffmangel
zyanotisch	blaugefärbt aufgrund von Sauerstoffmangel
Zygote	befruchtete Eizelle
zyklisch	regelmäßig wiederkehrend
Zyst- *(präf./gr.)*	*Wortteil mit der Bedeutung* Blase
Zyste/Cyste	sackartige, mit Flüssigkeit gefüllte Geschwulst
Zystitis/Cystitis	Blasenentzündung
Zystoskopie	Blasenspiegelung
Zystozele	Blasensenkung
Zytologie	Zellenlehre
Zytoplasma	Zellplasma
-zytose	*Wortteil mit der Bedeutung* vermehrte Zellanzahl
Zytostatika *(pl.)*	Medikamente zur Krebsbehandlung

Teil 2:
Abkürzungen

A

A.	**A**rteria; **A**rterie
a. A.	**a**uf **A**nordnung
ACE	**A**ngiotensin-**C**onverting-**E**nzym
ACTH	**A**dreno**c**orti**c**o**t**ropes **H**ormon
ADH	**A**nti**d**iuretisches **H**ormon
AEDL	**A**ktivitäten und **e**xistenzielle **E**rfahrungen **d**es **L**ebens
AES	**A**nti-**E**mbolie-**S**trumpf
AHB	**A**nschluss**h**eil**b**ehandlung
AIDS *(engl.)*	**A**cquired **i**mmuno **d**eficiency **s**yndrome (erworbenes Immundefektsyndrom)
AiP	**A**rzt **i**m **P**raktikum
ALL	**a**kute **l**ymphatische **L**eukämie
AML	**a**kute **m**yeloische **L**eukämie
Amp.	**Amp**ulle
a.-p.	**a**nterior-**p**osterior
ASE	**A**temstimulierende **E**inreibung
ASK	**A**rthro**sk**opie
ASS	**A**cetyl**s**alicyl**s**äure
AT	**A**deno**t**omie
ATL	**A**ktivitäten **d**es **t**äglichen **L**ebens
ATS	**A**nti-**T**hrombose-**S**trumpf
AVK	**A**rterielle **V**erschluss**k**rankheit

Teil 2

AZ	**A**llgemein**z**ustand

B

BB	**B**lut**b**ild
BDK	**B**lasen-**D**auer-**K**atheter
BE	**B**rot**e**inheiten
BGA	**B**lut**g**as**a**nalyse
BKS	**B**lutkörperchen**s**enkungsgeschwindigkeit
BMI	**B**ody-**M**ass-**I**ndex
BSG	**B**lutsenkungs**g**eschwindigkeit
BTM	**B**etäubungs**m**ittel
BWK	**B**rust**w**irbel**k**örper
BWS	**B**rust**w**irbel**s**äule
BZ	**B**lut**z**ucker

C

Ca *(poly.)*	1. **Ca**lcium 2. **Ca**rcinom; Karzinom
CAPD	**k**ontinuierlich **a**mbulante **P**eritoneal**d**ialyse
C_2H_5OH	Alkohol
Cl	**Chl**or
CLL	**c**hronische **l**ymphatische **L**eukämie
CML	**c**hronische **m**yeloische **L**eukämie
CO	Kohlenmonoxid
CO_2	Kohlendioxid
COPD *(engl.)*	**c**hronic **o**bstructive **p**ulmonary **d**isease (chronisch obstruktive Lungenkrankheit)
CPAP	**c**ontinuous **p**ositive **a**irway **p**ressure (kontinuierlicher positiver Atemwegsdruck)
CT	**C**ompu**t**ertomographie
CTG	**C**ardio**t**oko**g**raphie

D

d	dies (Tag)
dB	Dezibel
DD	Differenzialdiagnose
DHS	dynamische Hüftschraube
DK	Dauerkatheter
DNS; DNA	Desoxyribonukleinsäure
Drg.	Dragee
DRG *(engl.)*	Diagnosis Related Groups
DSA	digitale Subtraktionsangiographie

E

EEG	Elektroenzephalogramm
EKG	Elektrokardiogramm

ERCP	**e**ndoskopisch-**r**etrograde **C**holangio-**P**ankreatikographie
ES	**E**xtra**s**ystole
EU	**E**xtra**u**teringravidität
EZ	**E**rnährungs**z**ustand

F

Fe	**Fe**rrum (Eisen)
FSH	**f**ollikel**s**timulierendes **H**ormon
FSME	**F**rüh**s**ommer-**M**eningo**e**nzephalitis

G

G	**G**rading (Klassifizierung maligner Tumoren)

H

h	**h**ora (Stunde)
H	Wasserstoff
Hb	**H**ämo**b**lobin
HCl	Salzsäure
HFA	**H**erz**f**ern**a**ufnahme (Röntgen)
Hg	Quecksilber
HHL	**H**ypop**h**ysen**h**interlappen
HIV	**h**uman **i**mmunodeficiency **v**irus

Hk	Hämatokrit
HNO	**H**als-**N**asen-**O**hrenheilkunde
HOPS	**H**irn**o**rganisches **P**sycho**s**yndrom
H_2O	Wasser
H_2O_2	Wasserstoffperoxid; Wasserstoffsuperoxid
HVL	**H**ypophysen**v**order**l**appen
HWI *(poly.)*	1. **H**arn**w**egs**i**nfekt 2. **H**inter**w**and**i**nfarkt
HWK	**H**als**w**irbel**k**örper
HWS	**H**als**w**irbel**s**äule

I

i.a.	**i**ntra**a**rteriell
i.c.	**i**ntra**c**utan
ICR	**I**nter**c**ostal**r**aum

I.E.	**I**nternationale **E**inheit
Ig	**I**mmun**g**lobulin
ILCO	**Il**eostomie-**Co**lostomie-Urostomie-Vereinigung
i.m.	**i**ntra**m**uskulär
IQ	**I**ntelligenz**q**uotient
I.U.	**I**nternational **U**nit (Internationale Einheit)
i.v.	**i**ntra**v**enös
IVF	**I**n-**v**itro-**F**ertilisation (Befruchtung außerhalb des Körpers)
✎	

J

J	**J**oule
✎	

K

K	**K**alium
KE	**K**ontrast**e**inlauf
KG	**K**ranken**g**ymnastik
KH	**K**ohlen**h**ydrate
KHK	**K**oronare **H**erz**k**rankheit
kPa	**k**ilo**P**ascal (Einheit zur Druckmessung)

L

LA	**L**okal**a**nästhesie
LH	**L**uteinisierendes **H**ormon
LRS	**L**ese-**R**echtschreib-**S**chwäche
LWK	**L**enden**w**irbel**k**örper
LWS	**L**enden**w**irbel**s**äule

M

M. *(sg./poly.)*	1. **M**usculus (Muskel) 2. **M**orbus (Krankheit)
MDK	**M**edizinischer **D**ienst der **K**rankenversicherung

MDP	**M**agen-**D**arm-**P**assage (Kontrastmittel-Röntgenuntersuchung von Magen und Dünndarm)
MedGV	**Med**izin**ge**räte**v**erordnung
Mg	**M**a**g**nesium
Mm. *(pl.)*	**M**usculi (Muskeln)
mmHg	Millimeter Quecksilbersäule
MPG	**M**edizin**p**rodukt**g**esetz
MRT	**M**agnet**r**esonanz**t**omographie
MS *(poly.)*	1. **M**ultiple **S**klerose 2. **M**agen**s**onde
MTA	**M**edizinisch-**t**echnischer **A**ssistent

N

N	Stickstoff
N.	**N**ervus (Nerv)
Na	**Na**trium

NaCl	**Na**trium**c**h**l**orid (Kochsalz)
NH₃	Ammoniak
NNM	**N**eben**n**ieren**m**ark
NNR	**N**eben**n**ieren**r**inde
NPL	**N**eo**p**lasma
NSAR	**n**icht **s**teroidale **A**nti**r**heumatika

O

O₂	Sauerstoff
o. B.	**o**hne (krankhaften) **B**efund
OGTT	**o**raler **G**lukose-**T**oleranz-**T**est
OP *(poly.)*	1. **Op**eration 2. **Op**erationssaal
OS	**O**ber**s**chenkel
OSG	**o**beres **S**prung**g**elenk
OTA	**O**perations**t**echnischer **A**ssistent

P

Pa	**Pa**scal (Einheit zur Druckmessung)
pAVK	**p**eriphere **A**rterielle **V**erschluss**k**rankheit
pCO_2	Kohlendioxid-Partialdruck
PCP	**p**rimär-**c**hronische **P**olyarthritis
PDL	**P**flege**d**ienst**l**eitung
PE	**P**rob**e**xzision
PEEP	**p**ositive **e**nd **e**xspiratory **p**ressure (positiv end-exspiratorischer Druck)
PEG	**P**erkutane **E**ndoskopische **G**astrostomie
pH	Säuregrad
pO_2	Sauerstoff-Partialdruck

p.o.	per os (durch den Mund)
p.p. *(poly.)*	1. per primam intentionem (primäre Wundheilung) 2. post partum (nach der Geburt)
PPR	Pflegepersonalregelung
PRIND	prolongiertes reversibles ischämisches neurologisches Defizit
p.s.	per secundam intentionem (sekundäre Wundheilung)
PTCA	perkutane transluminale coronare Angioplastie

Q

QF	Querfingerbreite
QM	Qualitätsmanagement

R

Reha	**Reha**bilitation
REM	**r**apid **e**ye **m**ovements
RES	**r**etikulo-**e**ndotheliales **S**ystem
Rh	**Rh**esus
RIVA	**R**amus **i**nter**v**entricularis **a**nterior
Rö	**Rö**ntgen
RR	**R**iva-**R**occi (Blutdruck)

S

s.c.	subcutan
SEM	slow eye movements
SHT	Schädel-Hirn-Trauma
SM	Schrittmacher (Herzschrittmacher)
SPDK	Suprapubischer Dauerkatheter
SSW	Schwangerschaftswoche
STH	Somatotropes Hormon (Wachstumshormon)
Supp.	Suppositorium

T

TAA	Tachyarrhythmia absoluta
Tbc	Tuberkulose; Tuberculose

Tbl.	**Tabl**ette
TE	**T**onsill**e**ktomie
TEE	**t**rans**ö**sophageale **E**chokardiographie
TEP	**T**otal**e**ndo**p**rothese
TIA	**t**ransitorische **i**schämische **A**ttacke
TSH	**T**hyreoidea-**s**timulierendes **H**ormon
Tu	**Tu**mor
TUR	**t**rans**u**rethrale **R**esektion

U

US	**U**nter**s**chenkel

V

V.	**V**ena; Vene
V. a. …	**V**erdacht **a**uf …
VES	**v**entrikuläre **E**xtra**s**ystolen
VW	**V**erband**w**echsel

W – X – Y

YF	**y**ellow **f**ever (Gelbfieber)

Z

ZDL	**Z**ivil**d**ienst**l**eistender
Z. n. …	**Z**ustand **n**ach …
ZNS	**Z**entrales **N**erven**s**ystem
ZVD	**Z**entraler **V**enen**d**ruck
ZVK	**Z**entraler **V**enen**k**atheter

Teil 3:
Zeichen und Symbole
Labor-Normwerte
Gegensätzliche Wortpaare
Vorsilben und Nachsilben

Zeichen und Symbole

∅	nicht, kein
♂	männlich
♀	weiblich
#	Fraktur
®	Registriertes Warenzeichen
⊞	Tod
⊙	Körpertemperatur, rektal gemessen
―――●	regelmäßiger Puls (wird rot eingetragen)
∿∿∿●	unregelmäßiger Puls (wird rot eingetragen)
↑	Messgröße erhöht
↓	Messgröße erniedrigt
⊥	Röntgen in 2 Ebenen

Labor-Normwerte

Alkalische Phosphatase (AP)	65–170 U/l
Amylase (α-Amylase, Alpha-Amylase)	bis 120 U/l
Bilirubin, gesamt	bis 1 mg/dl
Blutbild:	
Erythrozyten	m: 5 000 000/mm^3
	w: 4 500 000/mm^3
Leukozyten	4000–9 000/mm^3
Thrombozyten	150 000–400 000/mm^3
Hämoglobin (Hb)	m: 14–18 g/dl
	w: 12–16 g/dl
Hämatokrit (Hk)	m: 40–50%
	w: 35–45%
MCV	80–95 µm^3
MCH (Hb$_E$)	27–33 pg
MCHC	31–37 g/dl
Blutfette:	
Cholesterin, gesamt	bis 240 mg/dl
HDL-Cholesterin	über 55 mg/dl
LDL-Cholesterin	bis 150 mg/dl
Triglyceride	bis 150 mg/dl
Blutgasanalyse (BGA):	
pH	7,35–7,45
PCO$_2$	35–45 mmHg
PO$_2$	65–100 mmHg
Basenüberschuss (Base excess, BE)	−2 bis +2 mmol/l
Bikarbonat	22–26 mmol/l

Blutkörper-Senkungsgeschwindigkeit (BSG, BKS)	m: bis 15 mm (1 h) w: bis 20 mm (1 h)
Blutzucker, nüchtern (Glucose)	70–100 mg/dl
Cholinesterase (CHE)	3000 – 8000 U/l
CK (Creatinkinase, Gesamt-CK)	m: bis 80 U/l w: bis 70 U/l
CK-MB (Creatinkinase-MB)	bis 6% der CK
CRP (C-reaktives-Protein)	bis 8 mg/l
Eisen (Fe)	60–150 µg/dl
Eiweiß, gesamt (Protein)	6,6–8,5 g/dl

Eiweiß-Elektrophorese:
  Albumine
  α_1-Globuline
  α_2-Globuline
  β-Globuline
  γ-Globuline
	
	55–65%
	2–5%
	7–10%
	9–12%
	12–20%

Elektrolyte:
  Natrium (Na)
  Kalium (K)
  Calcium (Ca)
	
	135–145 mmol/l
	3,5–5,3 mmol/l
	2,2–2,7 mmol/l

Ferritin	30 – 200 ng/ml
Gamma-GT (γ-GT)	bis 25 U/l

Gerinnung:
  PTT (Partielle Thromboplastinzeit)
  Quick-Test (Thromboplastinzeit)
	
	25–45 Sekunden
	
	70–120%

GOT	bis 18 U/l
GPT	bis 22 U/l
Harnsäure	2,6–6,5 mg/dl
Harnstoff	10–50 mg/dl
Kreatinin	0,7–1,4 mg/dl
Kreatinin-Clearance	80–160 ml/min
LDH	120–240 U/l
Lipase	bis 190 U/l
OGTT (**o**raler **G**lu-kose-**T**oleranz-**T**est)	nach 1 Stunde: 200 mg/dl nach 2 Stunden: 140 mg/dl
Sauerstoffsättigung	92–98%
saure Phosphatase	bis 11 U/l
Schilddrüse: 　TSH basal 　fT$_3$ (freies Trijod-thyronin) 　fT$_4$ (freies Thyr-oxin)	 0,2 – 4 µU/ml 2,5–6 pg/ml 1 – 2 ng/dl

Urinstatus:
spezifisches Gewicht:　1015–1025
　　　　　　　　　　　pH: 5–8
sowie Untersuchung auf Bilirubin, Blut, Eiweiß, Glucose, Ketonkörper, Leukozyten, Nitrit und Urobilinogen

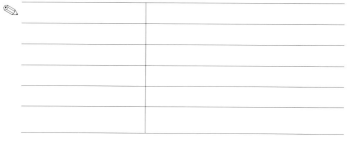

Gegensätzliche Wortpaare

hypo-	hyper-
extra-	intra-
prä-	post-
benigne	maligne
dexter	sinister
tachy-	brady-
akut	chronisch
homo-	hetero-
distal	proximal
Obstipation	Diarrhoe
Krisis	Lysis
forte	mite
operativ	konservativ
Kachexie	Adipositas
superior	inferior
initial	terminal
profundus	superficialis
poly-	oligo-
Depression	Manie
Supination	Pronation
Leukozytose	Leukopenie
lokalisiert	generalisiert
Konstriktion	Dilatation

Anabolismus	Katabolismus
afferent	efferent
kurativ	palliativ
Antagonist	Synergist
Extension	Kontraktion
konvex	konkav
makro-	mikro-
Kyphose	Lordose

Vorsilben

a-/an-	ohne; nicht
abdominal-/abdominell-	zum Bauch gehörig
ante-	vor
anti-	gegen

Arthr-	Gelenk
auto-	selbst
bi-	zweifach
Brady-/brady-	langsam; verlangsamt
Chol-	Galle
de(s)-	von… weg; ab
Dys-	Störung
end(o)-	innen
Epi-/epi-	neben; um
Eu-	gut; normal
extra-	außerhalb
Fibro-	Bindegewebe
Häm-	Blut
hemi-	halb, einseitig
hetero-	verschieden
homo-	gleich
Hydr(o)-	Wasser
hyper-	über
hypo-	unter
inter-	zwischen
intra-	innerhalb
iso-	gleich
Kardia-	Mageneingang; Herz
kardio-	Herz
Lith-	Stein
Lumb-	Lende

mikro-	klein
mono-	einzeln
Muko-	Schleim
multi-	viel
neo-	neu
Nephr(o)-	Niere
Neur(o)-	Nerven
olig(o)-	wenig; gering
ortho-	gerade; richtig; aufgerichtet
Ost(eo)-	Knochen
pan-	ganz; alles
para-	neben
patho-	krank
peri-	die Umgebung betreffend
Phleb-	Vene
Pneum-	Lunge, Luft
poly-	viel
post-	nach
prä-	vor
pseud(o)-	falsch; unecht
Py(o)-	Eiter
Re-	zurück; wieder
retro-	zurück; hinter
semi-	halb
sub-	unter
super-	über

supra-	oberhalb; über
Tachy-/tachy-	schnell, beschleunigt
trans-	durch
Troph-	Ernährung
Zyst-	Blase

Nachsilben

-algie	Schmerz
-ämie	Blut
-ektasie	Erweiterung
-ektomie	operative Entfernung eines Organs
-gen	erzeugend
-genese	Entstehung
-itis	Entzündung
-kard	Herz
-lith	Stein
-logie	Lehre
-lyse	Auflösung
-manie	Sucht
-megalie	Vergrößerung
-penie	Mangel
-plegie	Lähmung
-poese	Bildung
-skopie	Spiegelung
-stomie	operativ angelegte Öffnung eines Hohlorgans nach außen
-tomie	Schnitt
-trop	auf etwas wirkend
-troph	Ernährung
-zid	abtötend

-zytose	vermehrte Zellanzahl

Literaturverzeichnis

Beske, Fritz (Hrsg.): Lehrbuch für Krankenpflegeberufe (2 Bde.). Stuttgart: Thieme, 7. Aufl. 1997
Bilir, Serdar / Decker, Maria: Medizinische Terminologie. Neckarsulm: Jungjohann Verlagsgesellschaft, 2. Aufl. 1986
Braun, Jörg / Dormann, A. (Hrsg.): Klinikleitfaden Innere Medizin. München: Urban & Fischer, 9. Aufl. 2003
Brandis, Hans J. von / Schönberger, Winfried: Anatomie und Physiologie. München: Urban & Fischer, 9. Aufl. 1995
Brehm, Herbert K.: Frauenheilkunde und Geburtshilfe für Pflegeberufe. Stuttgart: Thieme, 8. Aufl. 1995
Brenner, Emil / Schwarz, Artur: Deutsches Wörterbuch. Löwit, 1970
Das neue Lehrbuch der Krankenpflege. Stuttgart: Kohlhammer, 4. Aufl. 1992
Der Duden in 12 Bden. Bd. 1: Die deutsche Rechtschreibung. Bibliographisches Institut Mannheim, 23. Aufl. 2004
  Bd. 5: Fremdwörterbuch. Bibliographisches Institut Mannheim, 7. Aufl. 2001
Freudenberg, Nikolaus: Pathologie. Stuttgart: Kohlhammer, 3. Aufl. 1997
Geisler, Linus: Innere Medizin. Stuttgart: Kohlhammer, 18. Aufl. 2002
Georg, Jürgen / Frowein, Michael (Hrsg.): PflegeLexikon. Bern: Huber, 2001
Gerlach, Ulrich / Wagner, Hermann / Wirth, Wilhelm: Innere Medizin für Pflegeberufe. Stuttgart: Thieme, 5. Auflage 2000
Griephan, Klaus: Fakten-Lexikon Medizin. Seehamer, 2002
Haupt, Walter F. / Jochheim, Kurt A. / Remschmidt, Helmut: Neurologie und Psychiatrie für Pflegeberufe. Stuttgart: Thieme, 9. Aufl. 2002
Herold: Innere Medizin. Eigenverlag des Autors 2000
Humboldt-Psychologie-Lexikon. München: Humboldt-Taschenbuchverlag 1996
Jäckle, Renate: Hexal Taschenlexikon Medizin. München: Urban & Fischer, 3. Aufl. 2004
Juchli, Liliane: Pflege. Praxis und Theorie der Gesundheits- und Krankenpflege. Stuttgart: Thieme, 8. Aufl. 1998
Kellnhauser, Edith u. a. (Hrsg.): Thiemes Pflege. Stuttgart: Thieme 2004
Kraus, Werner: Kompendium der sensitiven Krankenbeobachtung durch das Krankenpflegepersonal. Bad Homburg: Fresenius AG 1987

Linder, Hermann / Bayrhuber, Horst / Kull, Ulrich: Biologie. Hannover: Schroedel, 1998

Martius, Gerhard / Cammann, Uwe: Gynäkologie, Geburtshilfe und Neonatologie. Stuttgart: Kohlhammer, 11. Aufl. 1997

Menche, Nicole (Hrsg.): Pflege Heute. München: Urban & Fischer, 3. Aufl. 2004

Meyers Großes Handlexikon A–Z. Bibliographisches Institut Mannheim, 2002

Mischo-Kelling, Maria / Zeidler, Henning (Hrsg.): Innere Medizin. München: Urban und Schwarzenberg, 3. Aufl. 2002

Münch, Gerhard / Reitz, Jacques (Hrsg.): Lehrbuch der Krankenpflege. Berlin: De Gruyter, 1994

Paetz, Burkhard / Benziger-König, Brigitte / Hoffart, Hanns-Edgar: Chirurgie für Pflegeberufe. Stuttgart: Thieme, 20. Aufl. 2004

Pschyrembel. Klinisches Wörterbuch. Berlin, New York: De Gruyter, 260. Aufl. 2004

Reger / Reger-Nowy / Nowy: Taschenlexikon der Medizin. München: Humboldt-Taschenbuchverlag 1983

Reifferscheid, Martin / Weller, Siegfried: Chirurgie. Stuttgart: Thieme, 8. Aufl. 1989

Reuter, Peter: Springer Lexikon Medizin. Berlin, Heidelberg: Springer 2004

Reuter, Peter: Springer Taschenwörterbuch Medizin. Heidelberg, Berlin: Springer 2001

Roche Lexikon Medizin. München: Urban & Fischer, 5. Aufl. 2003

Schäffler, Arne / Menche, Nicole (Hrsg.): Pflege Konkret Innere Medizin. Lehrbuch und Atlas für die Pflegeberufe. München: Urban & Fischer, 3. Aufl. 2000

Schmid, Beat / Hartmeier, Cora / Bannert, Christian: Arzneimittellehre für Krankenpflegeberufe. Stuttgart: Wissenschaftliche Verlagsgesellschaft, 2003

Seel, Mathilde: Die Pflege des Menschen. Hagen: Brigitte Kunz Verlag, 3. Aufl. 1998

Studt, Hans-Henning: Allgemeine und spezielle Infektionslehre. Stuttgart: Kohlhammer, 12. Aufl. 2003

Zetkin, Maxim / Schaldach, Herbert (Hrsg.): Wörterbuch der Medizin. München: Urban & Fischer 1992

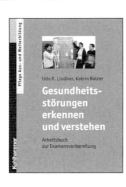

Udo K. Lindner/Katrin Balzer

Gesundheitsstörungen erkennen und verstehen

Arbeitsbuch zur Examensvorbereitung

2009. 208 Seiten. Kart. € 28,–
ISBN 978-3-17-020585-7

In diesem Buch werden, jeweils ausgehend von einem Patientenbeispiel, 25 häufig auftretende Leitsymptome, wie zum Beispiel Fieber, Kopfschmerzen und Herzrasen, vorgestellt sowie infrage kommende Ursachen und diagnostische Schritte erläutert. Ergänzend dazu geben Algorithmen eine strukturierte Übersicht über den Kontext von Krankheitssymptomen und die daraus folgenden diagnostischen Strategien. Außerdem werden Bezüge zur pflegerischen Diagnostik aufgezeigt. Abgeschlossen wird jedes Kapitel mit einem Glossar als Hilfe zur Examensvorbereitung. Das Buch stellt eine erweiterte, aktualisierte und überarbeitete Fassung der gleichnamigen Beitragsserie in der Pflegezeitschrift in den Jahren 2007 bis 2009 dar.

Dr. Udo K. Lindner, Internist, Dozent in der Gesundheits- und Krankenpflegeausbildung an der Universität Heidelberg. **Katrin Balzer**, Krankenschwester, Diplom-Pflegepädagogin, wissenschaftliche Mitarbeiterin in der Sektion Forschung und Lehre in der Pflege am Universitätsklinikum Schleswig-Holstein.

▶ **www.kohlhammer.de**

W. Kohlhammer GmbH · 70549 Stuttgart
Tel. 0711/7863 - 7280 · Fax 0711/7863 - 8430

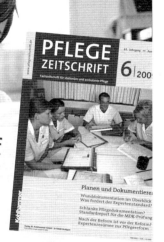

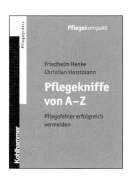

Friedhelm Henke
Christian Horstmann

Pflegekniffe von A – Z

Pflegefehler erfolgreich vermeiden

2008. 154 Seiten, 11 Abb. Kart. € 14,90
ISBN 978-3-17-20048-7

Die in alphabetischer Reihenfolge aufgeführten Pflegekniffe und Pflegefehler sind wiederholt vorkommende Pflegesituationen aus der Praxis. Sie verdeutlichen, worauf es bei Prüfungen, in der Ausbildung und beruflichen Praxis der Gesundheits- und Krankenpflege sowie der Altenpflege ankommt. Neben der Pflegeplanung nach dem Pflegeprozess werden pflegewissenschaftliche, praktische und rechtliche Aspekte aufgeführt. Das kompakte Merkbuch für „Pflegekniffe" mit zahlreichen „Pflegefehler"-Suchbildern stärkt mit wenig Zeitaufwand effektiv die Pflegekompetenzen sowie das souveräne Auftreten von Pflegenden.

Friedhelm Henke ist Krankenpfleger, Lehrer für Pflegeberufe, Dozent in der Aus-, Fort- und Weiterbildung und Autor zahlreicher Fachbücher.
www.menschenpflege.de

Christian Horstmann ist Krankenpfleger, Diplom-Berufspädagoge, Dozent in der Aus-, Fort- und Weiterbildung und Zeichner.

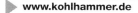

W. Kohlhammer GmbH · 70549 Stuttgart
Tel. 0711/7863 - 7280 · Fax 0711/7863 - 8430